어르신 색칠하고 오려 붙이기

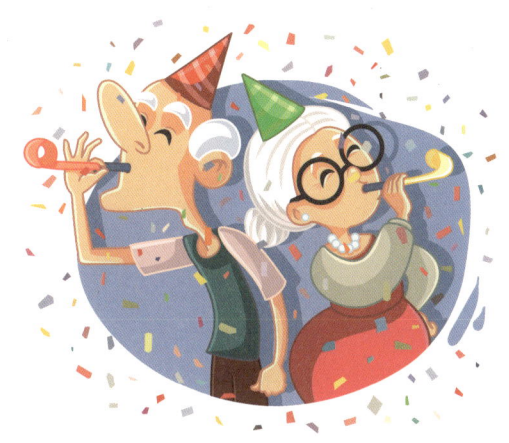

구성 | 치매예방교육회

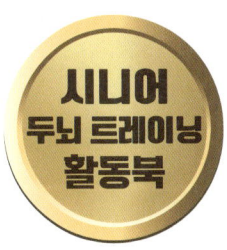

이가출판사

어르신 색칠하고 오려 붙이기는…

 누구나 활기차고 질병 없는 건강한 인생을 원합니다. 하지만 나이가 들수록 건망증이 생기면서 노인성 질환인 치매에 걸릴까 염려합니다. 치매는 정상적이던 지능이 뇌의 질환 때문에 저하되는 질병 중 하나입니다. 흔히 말하는 건망증과는 다르게 기억력 저하는 물론 방향감 상실로 인해 항상 다니던 길을 헤매는 등 일상생활에 어려움을 줍니다. 또한 인격의 변화와 우울감 등 감정의 변화를 일으키기도 합니다.

 그렇다면 인생을 즐겁고 활기차게 지내면서도 뇌 건강을 지키는 방법은 있는 걸까요. 많은 학자는 꾸준한 인지 활동의 필요성을 말합니다. 인지 활동 중에서도 특히 미술 활동인 색칠하기, 정교하게 오리고 붙이는 활동은 뇌와 신체를 동시에 움직이기 때문에 뇌가 활성화되고 인지 수행 능력을 향상하는 데 효과적이라고 합니다.

《어르신 색칠하고 오려 붙이기》는 색칠하기는 물론 오리고 붙이는 책입니다. 24개의 다양한 이미지를 소재로 하여 형태와 색을 기억하면서 밑그림 위에 색칠하고, 또 오려 붙이기를 하면서 작품을 완성할 수 있도록 구성하였습니다. 가위와 풀을 사용해 오리고 붙이는 활동은 작품을 완성하는 즐거움과 만족을 두 배로 줄 것입니다.

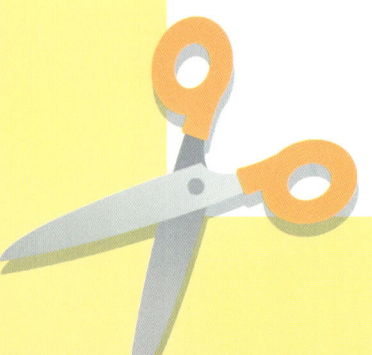

책의 구성과 특징

원본그림

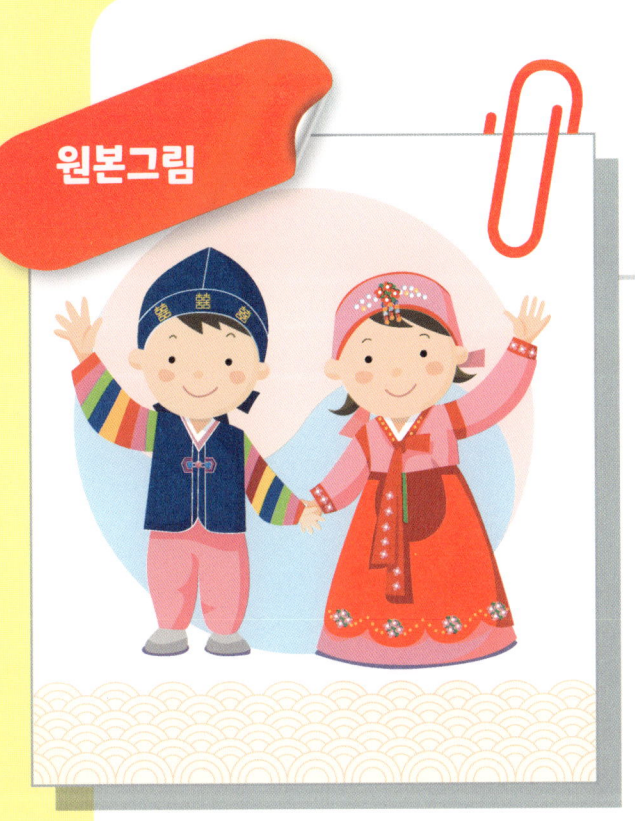

◐ 아기자기하고 재밌는 그림을 보면 마음이 즐거워요.

색칠하기

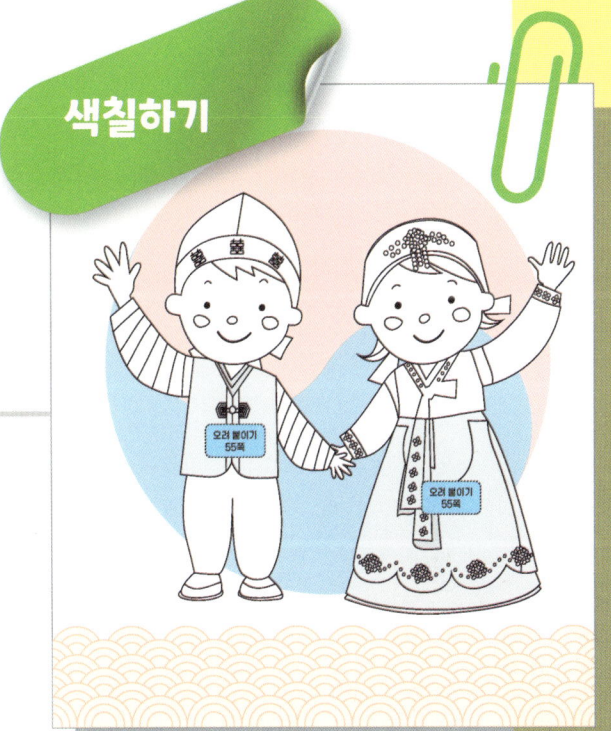

◐ 견본처럼 색칠하거나
  내 맘대로 예쁜 색으로 칠해도 좋아요.
◐ 잠깐! 오려 붙이는 공간은 비워두세요.

오려 붙이기

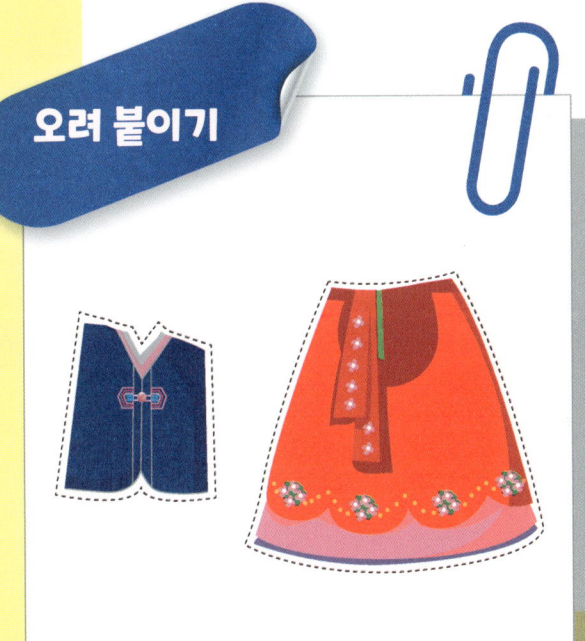

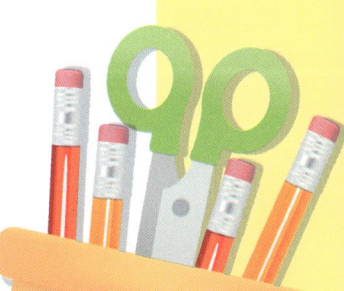

◐ '오려 붙이기'라고 된 공간은
  표시된 페이지에 붙일 수 있는
  예쁜 그림이 있어요.
◐ 가위로 오리고 풀로 붙여
  마무리하면 끝!!!

어르신 색칠하고 오려 붙이기

| 차례 |

사랑스런 병아리 / 행복한 오누이 / 주렁주렁 사과
하늘속 우산 / 알록달록 나비 / 시원한 바람
화려한 공작새 / 장화신은 꽃 / 건강한 채소
향긋한 커피 / 여유로운 달팽이 / 활짝 핀 해바라기
달달 아이스크림 / 친구와 고기잡이 / 화려한 나팔꽃
달콤한 케익 / 둥실둥실 고래 / 하늘위 연날리기
사랑의 우체통 / 알록달록 나무 / 춤추는 기타
생일축하 파티 / 호박 가득 자전거 / 행운의 복주머니

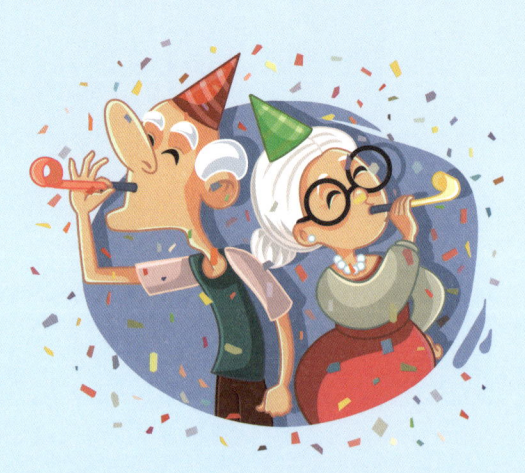

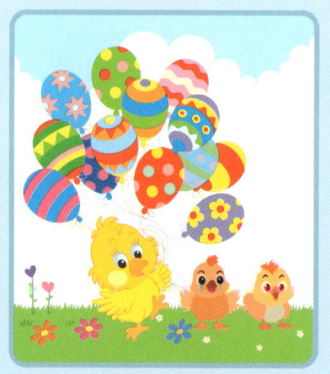 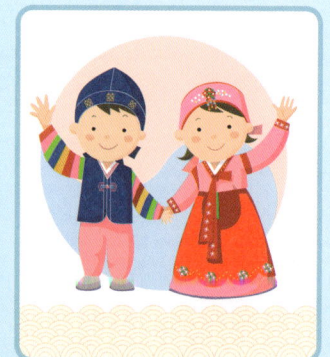 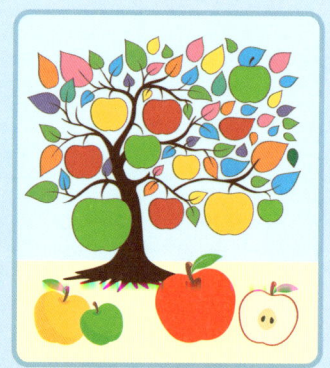 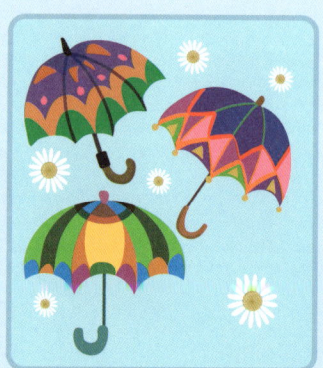

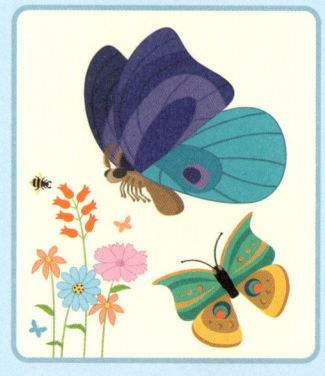 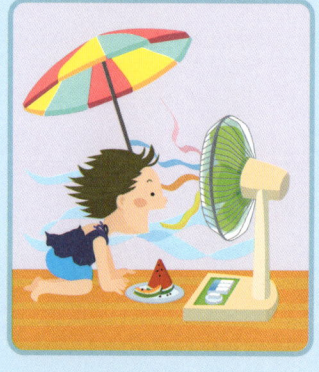 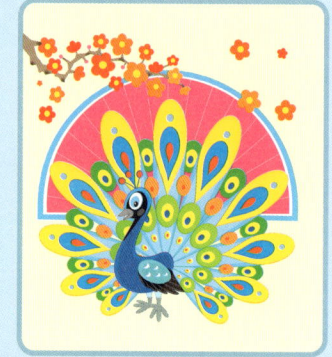 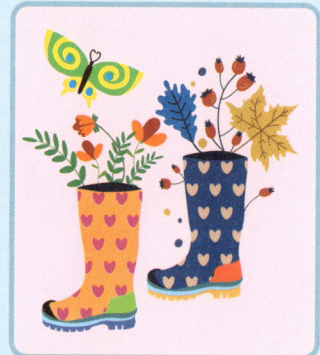

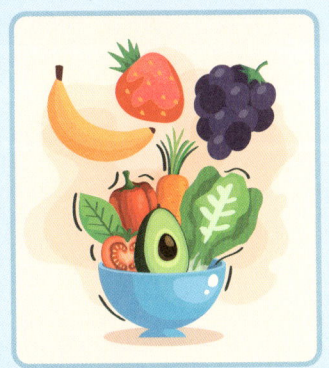
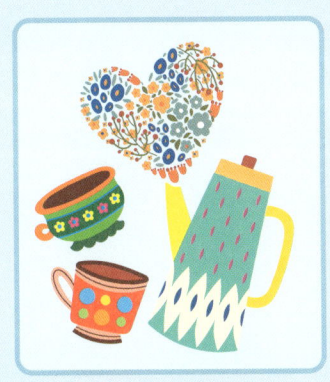
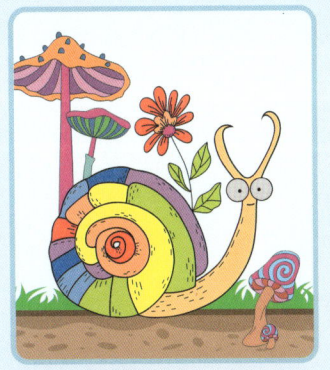
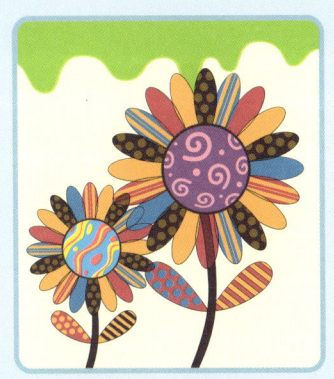

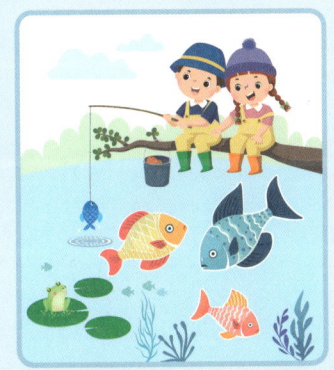
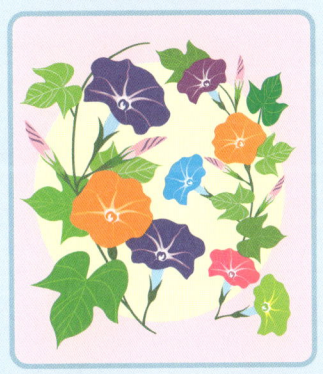
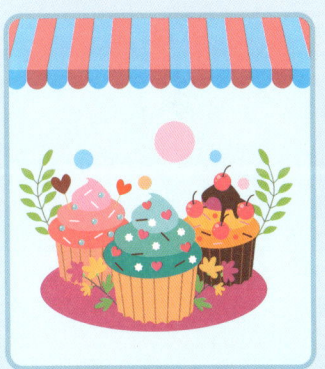
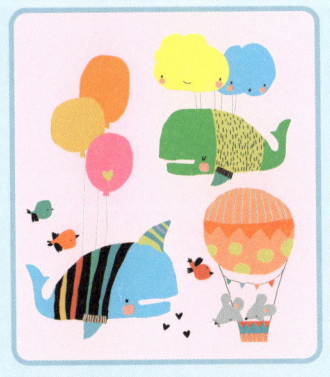
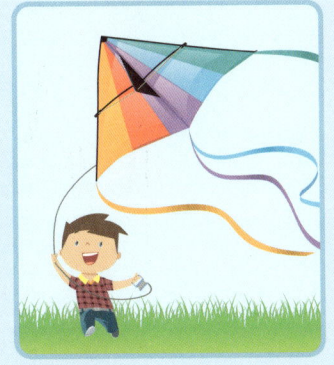
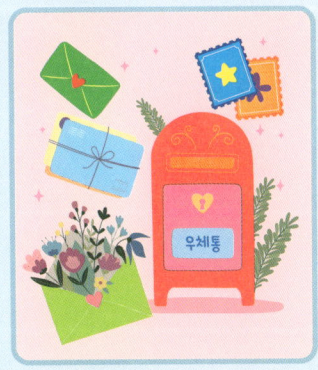
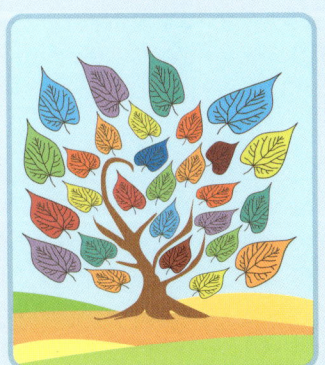
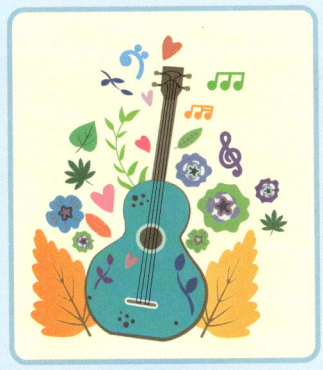
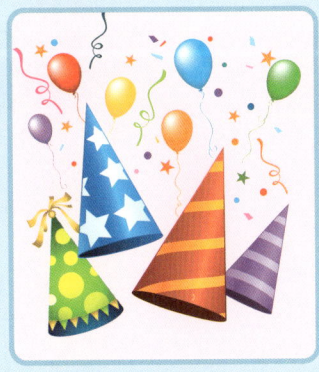
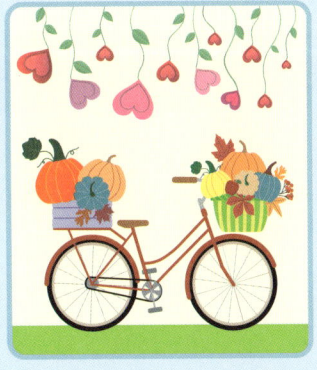
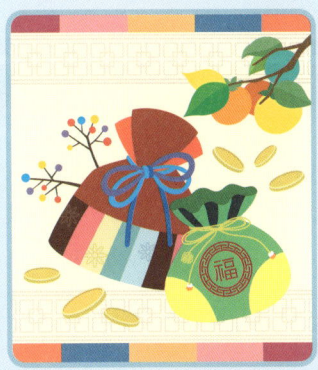

사랑스런 병아리

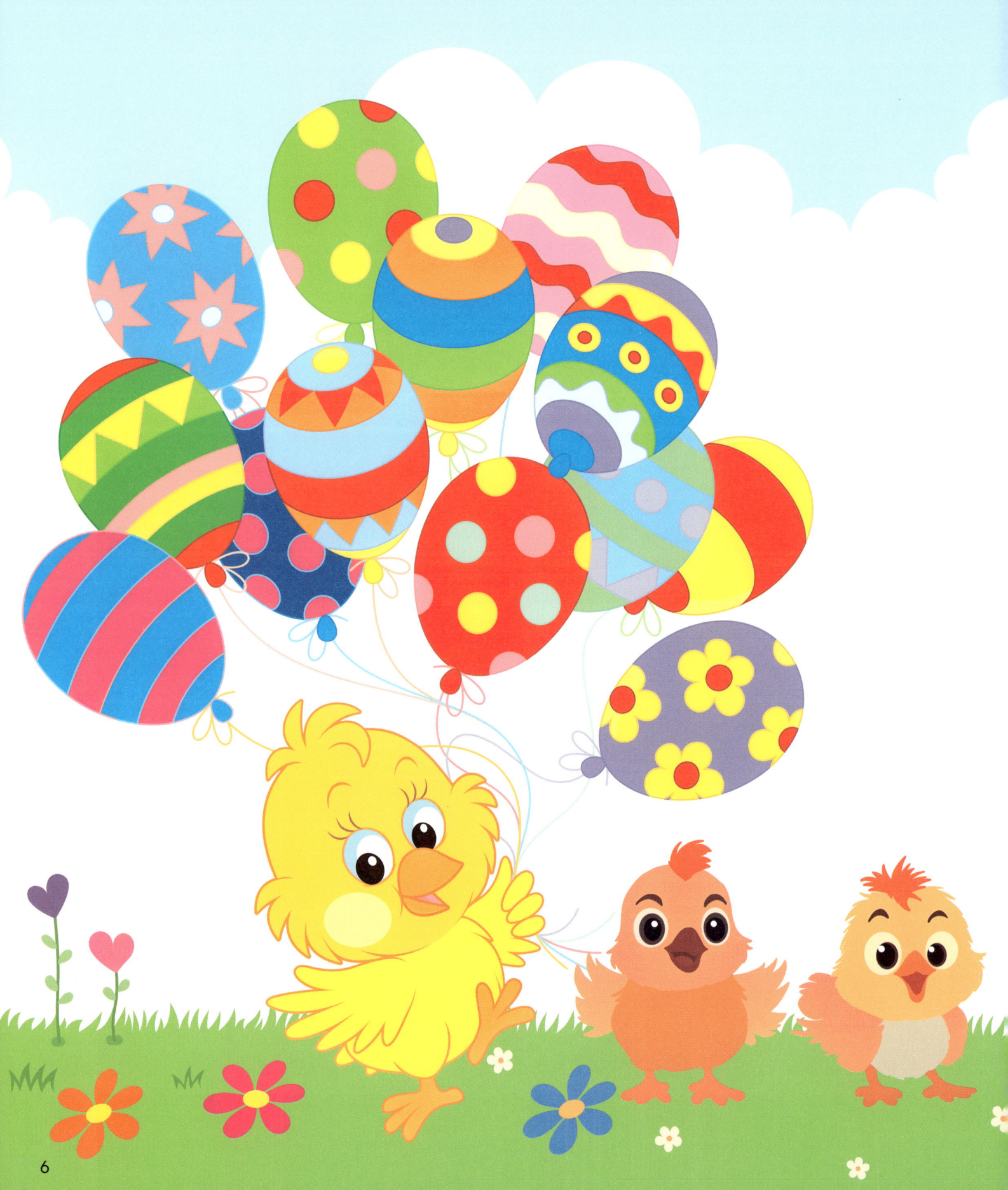

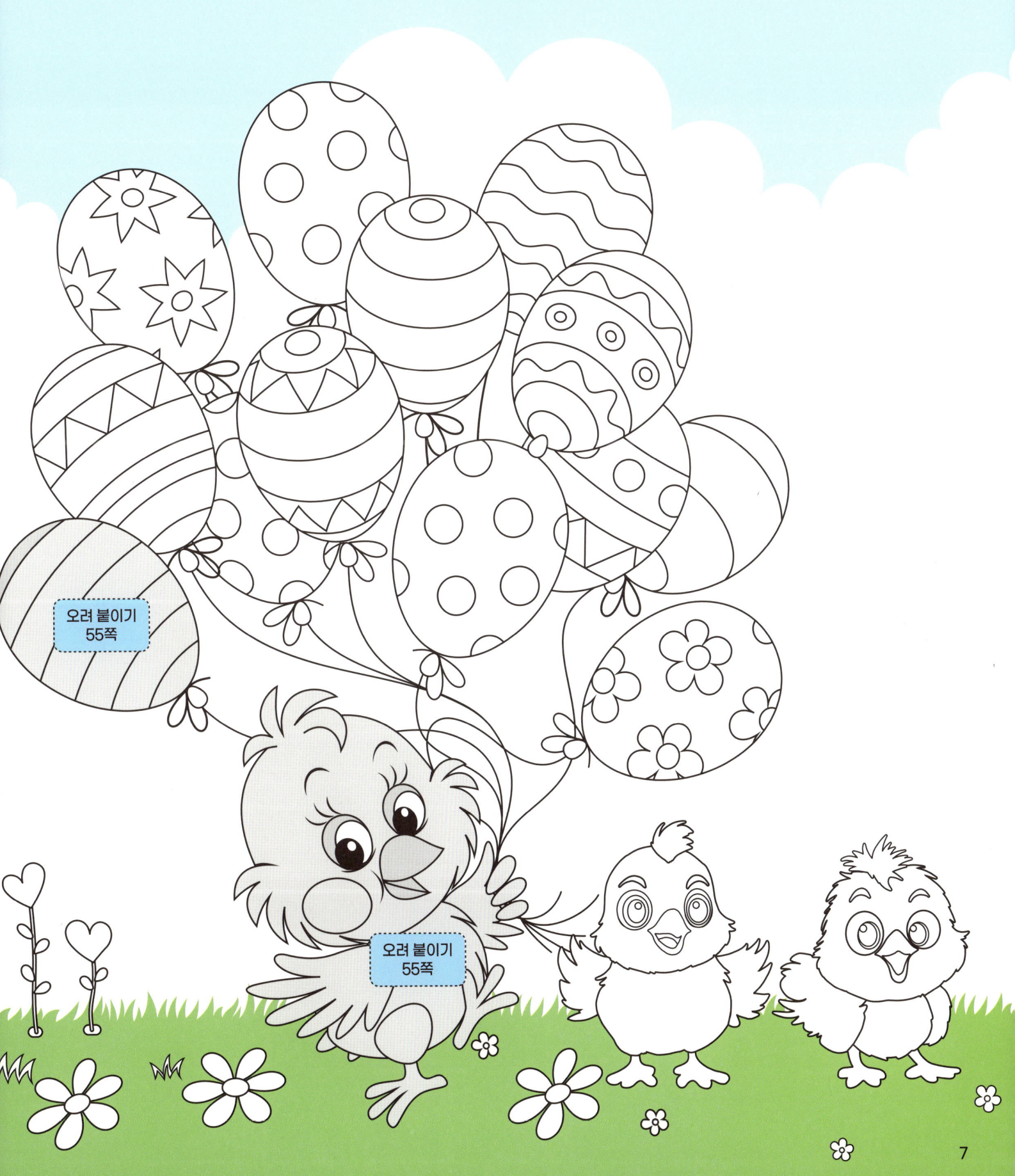

행복한 오누이

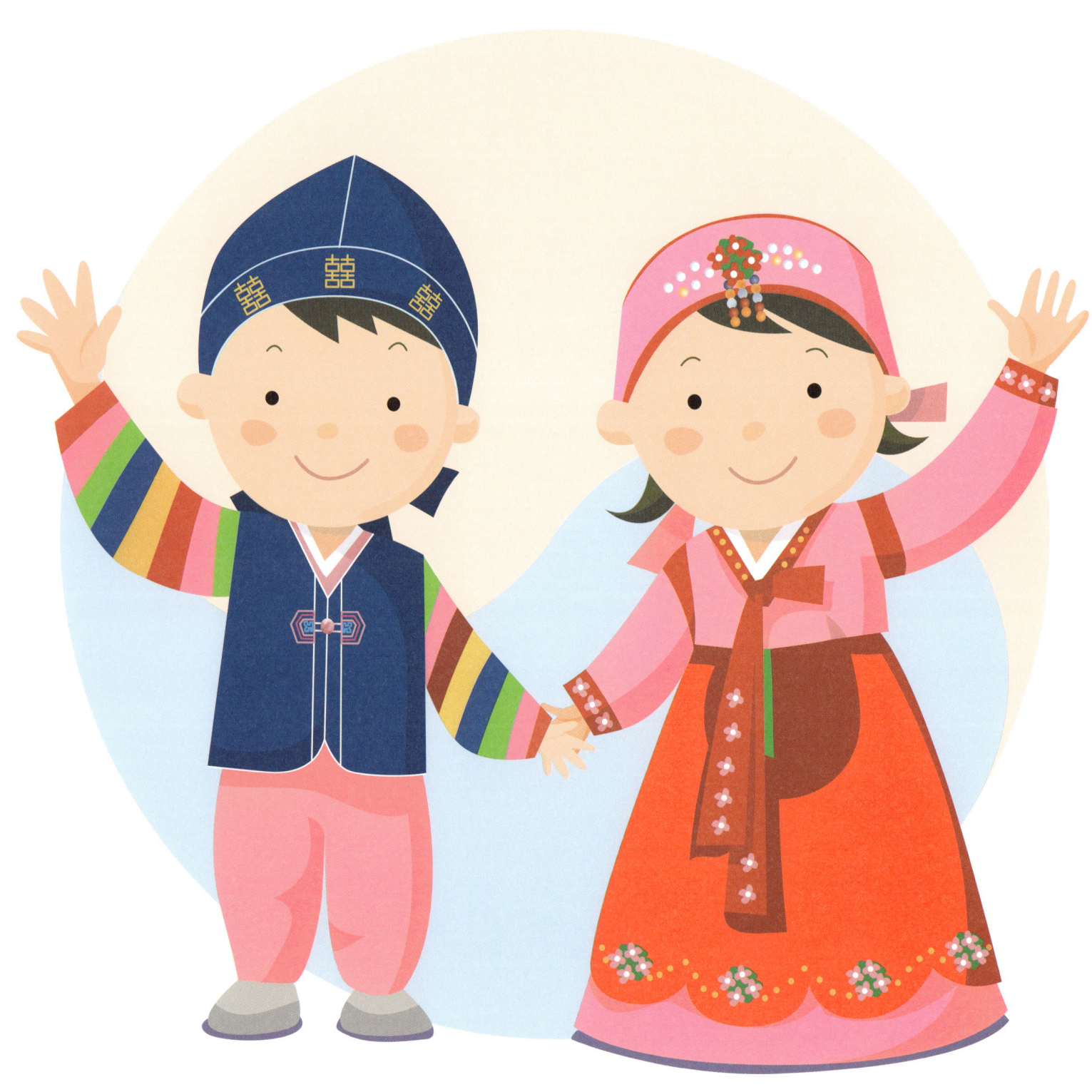

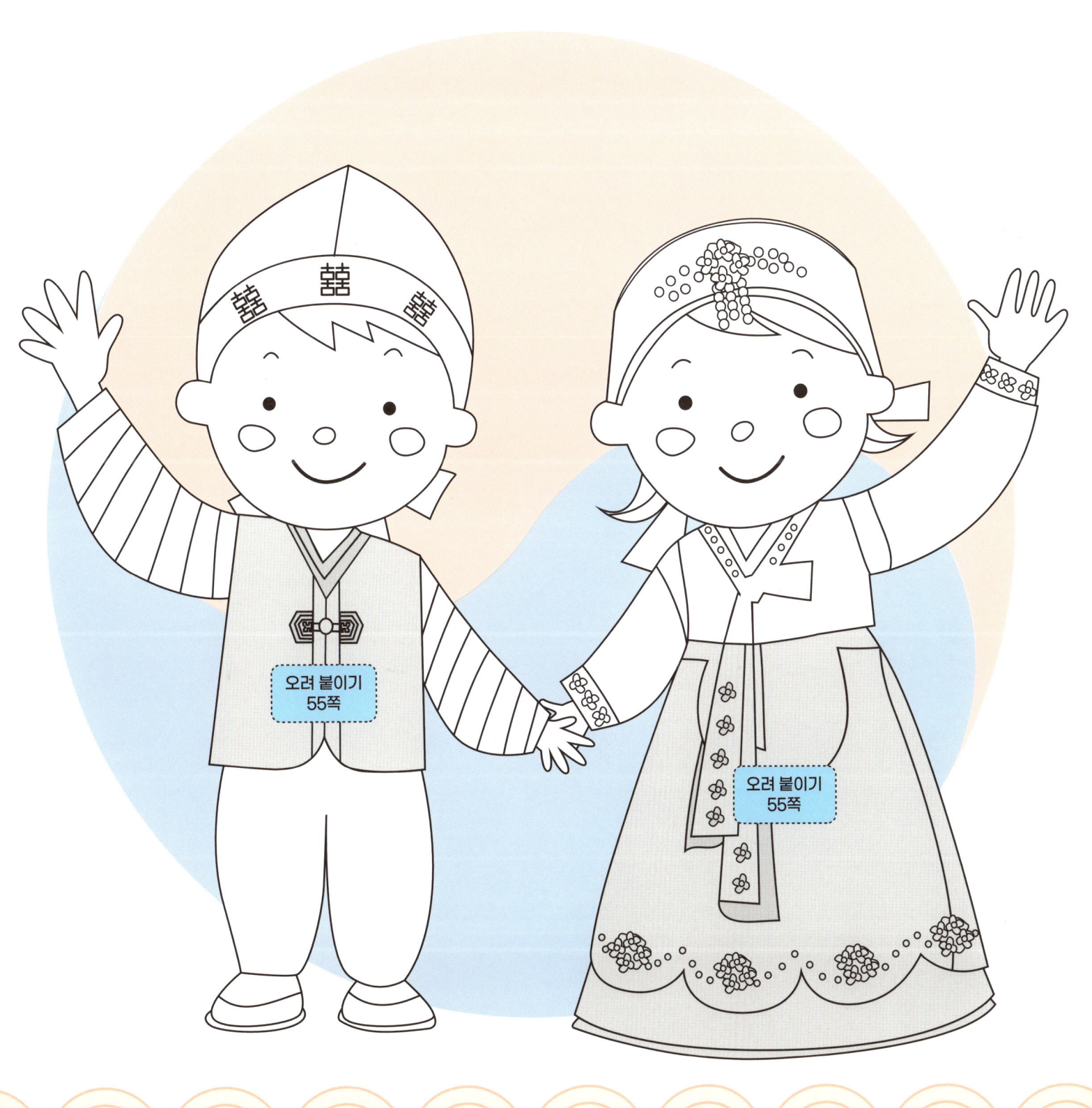

주렁주렁 사과

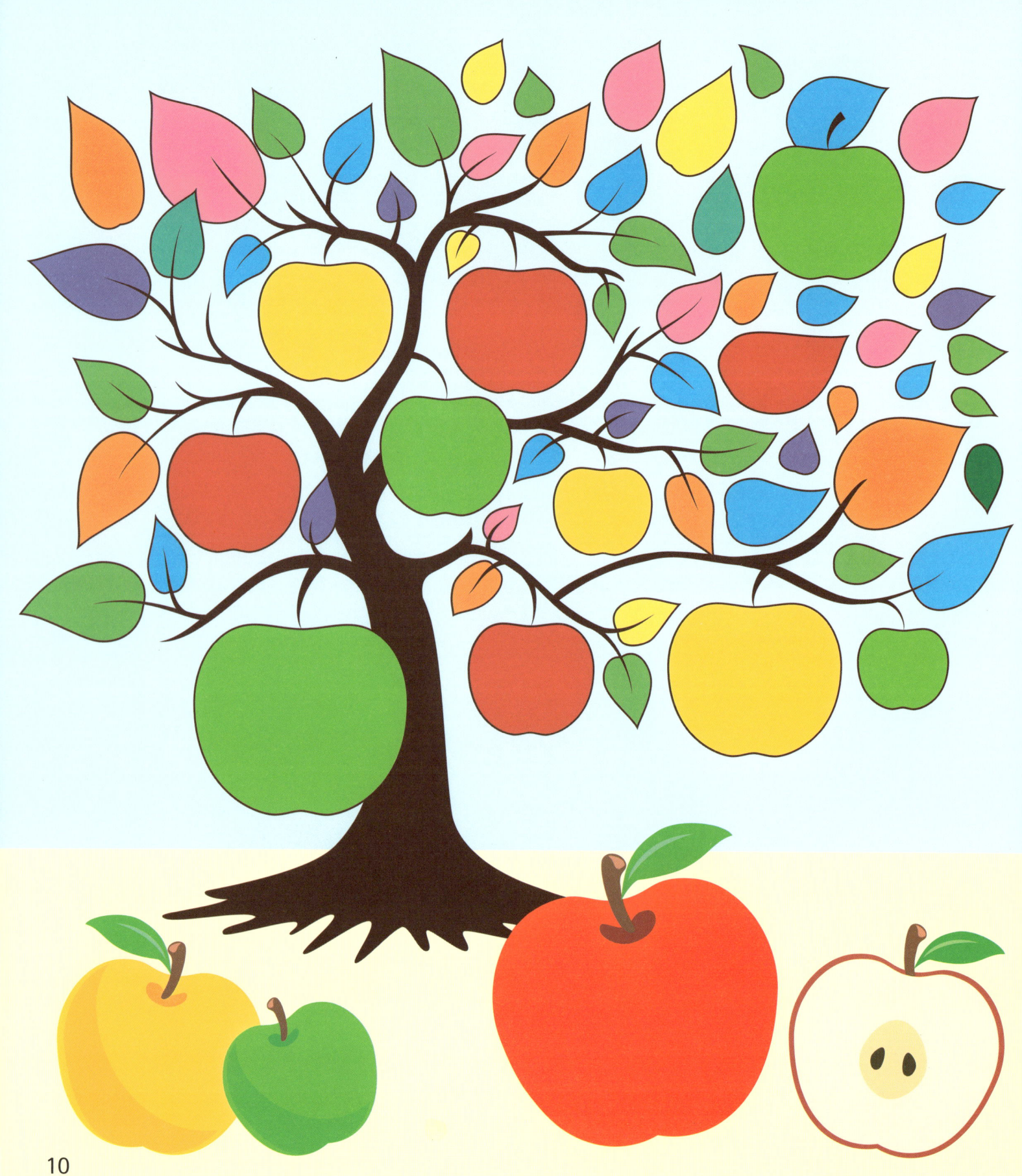

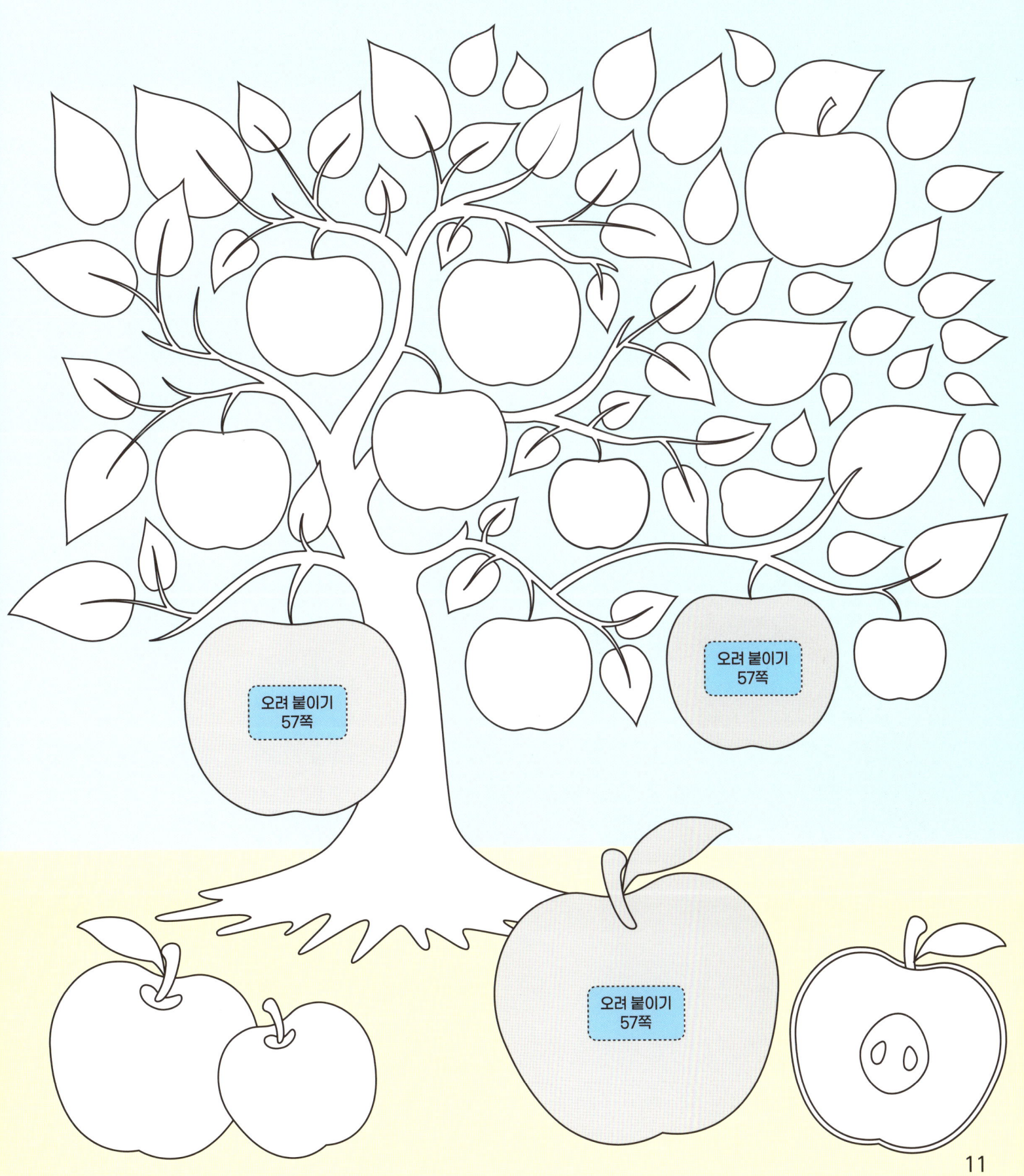

하늘속 우산

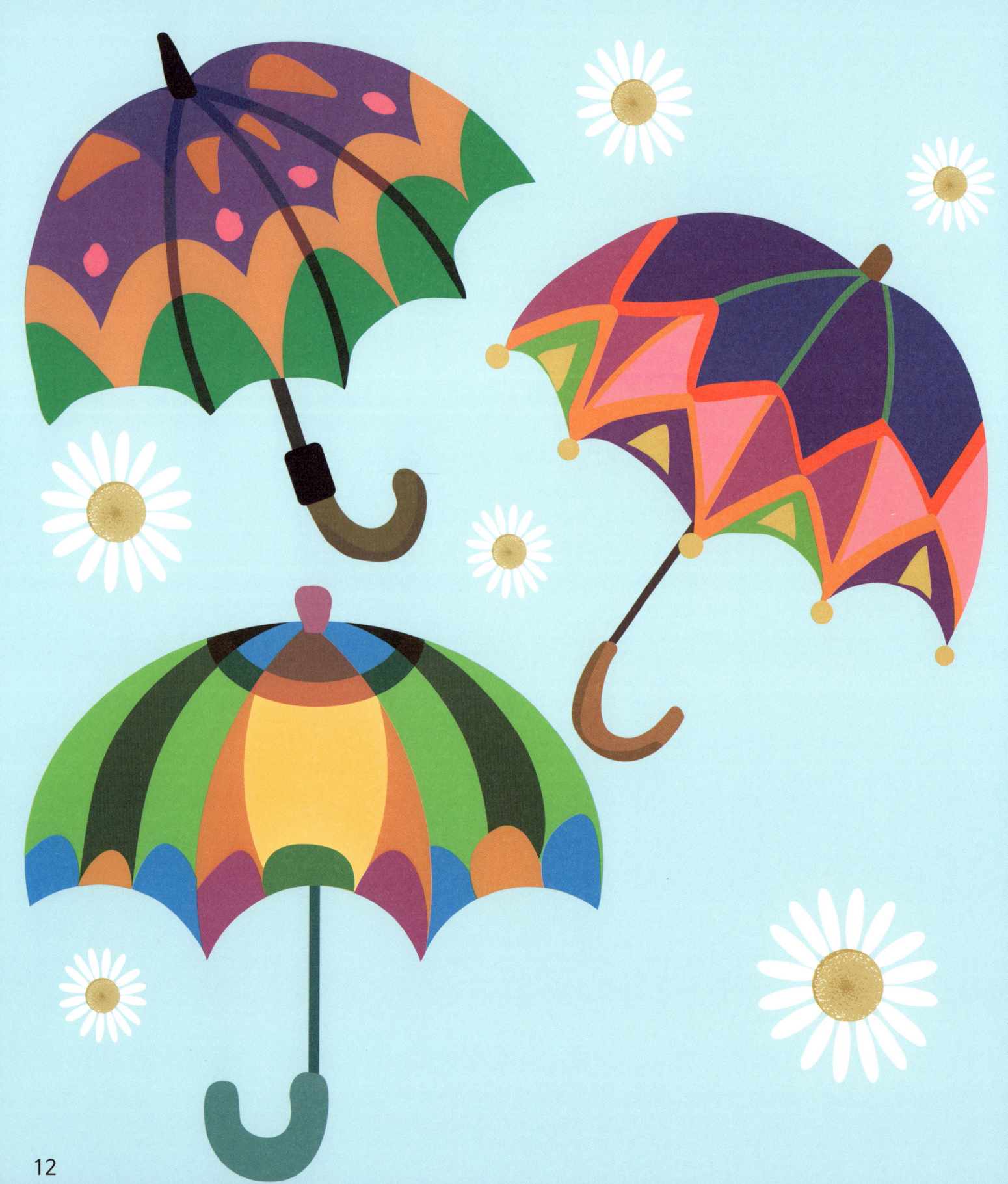

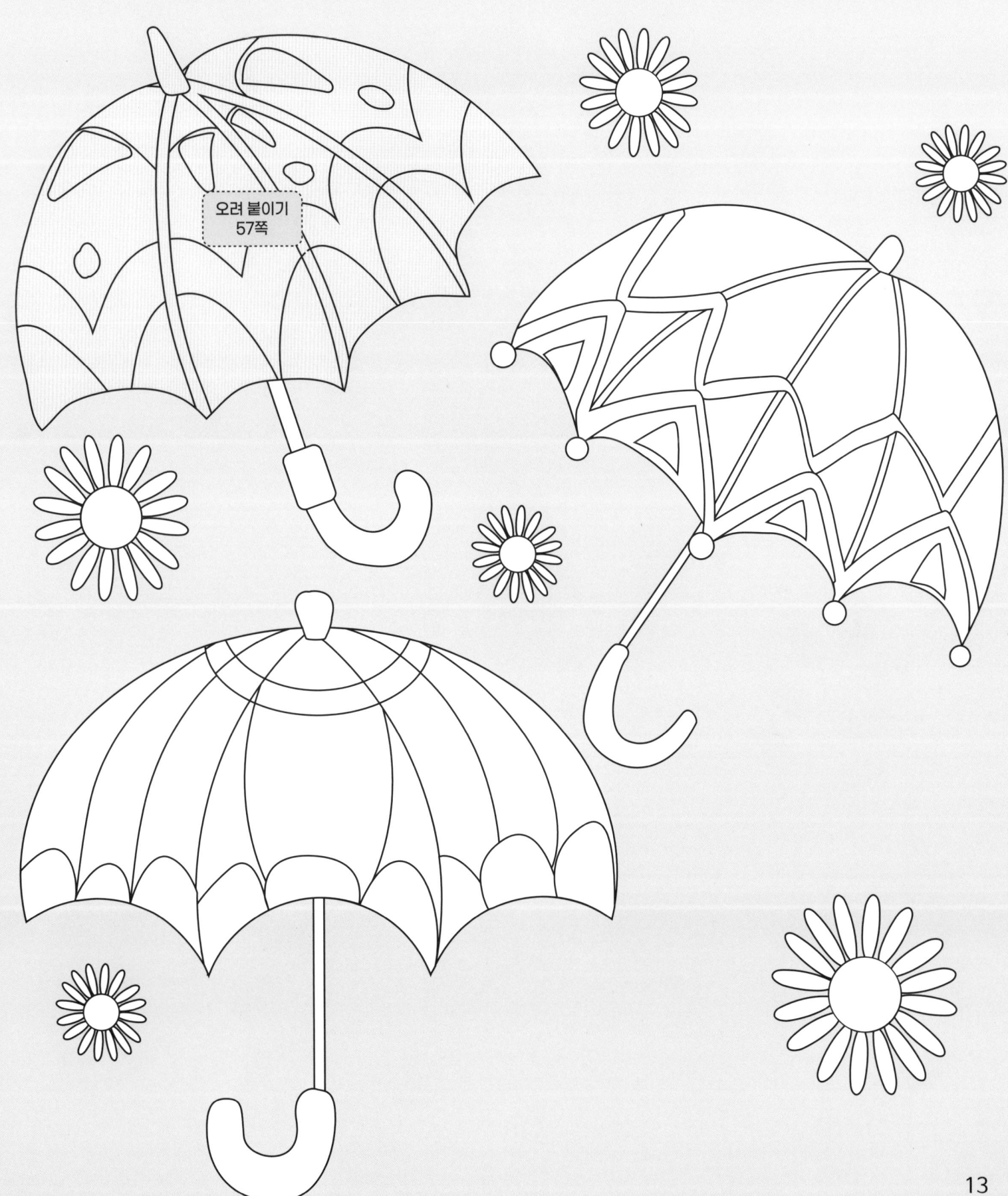

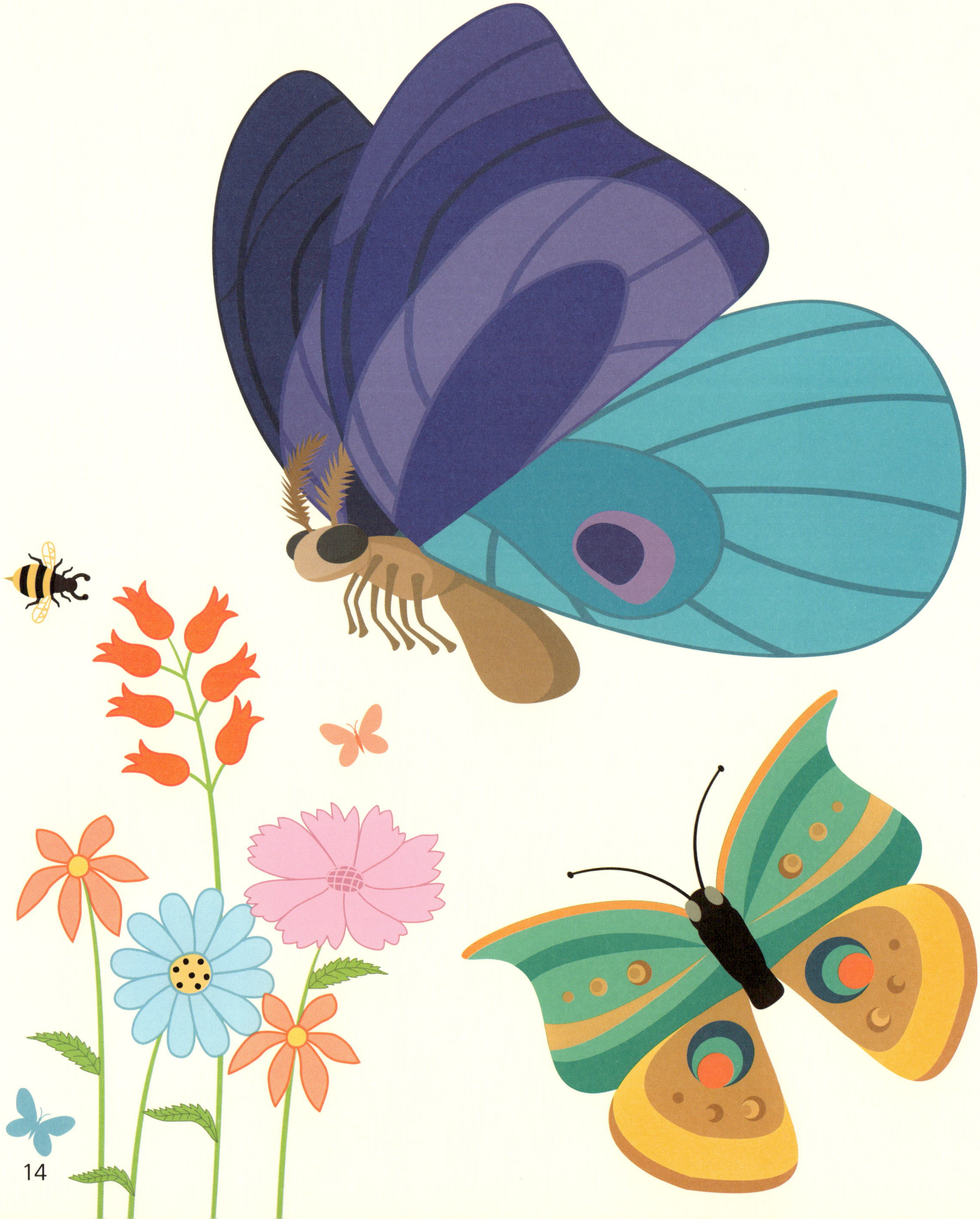

알록달록 나비

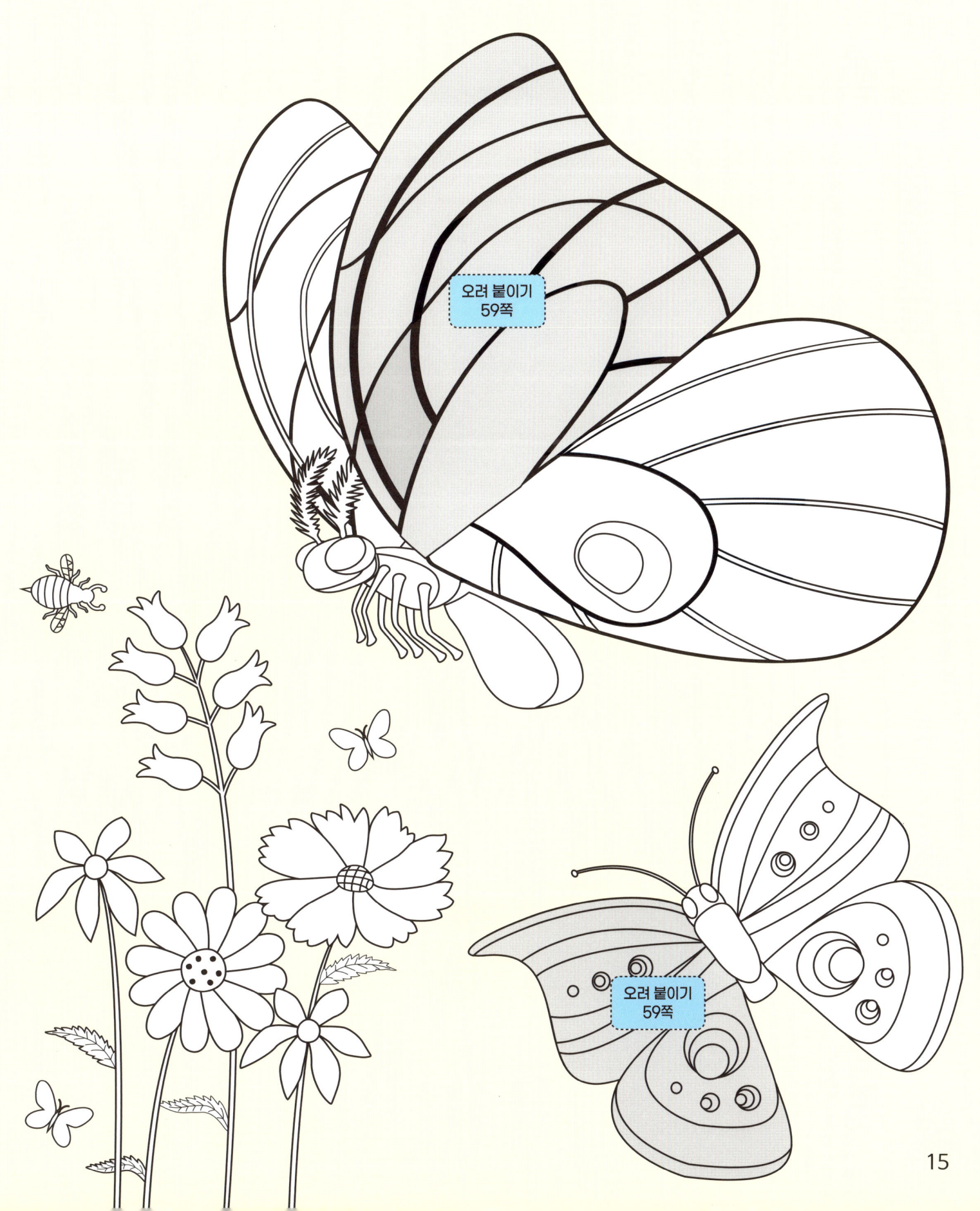

시원한 바람

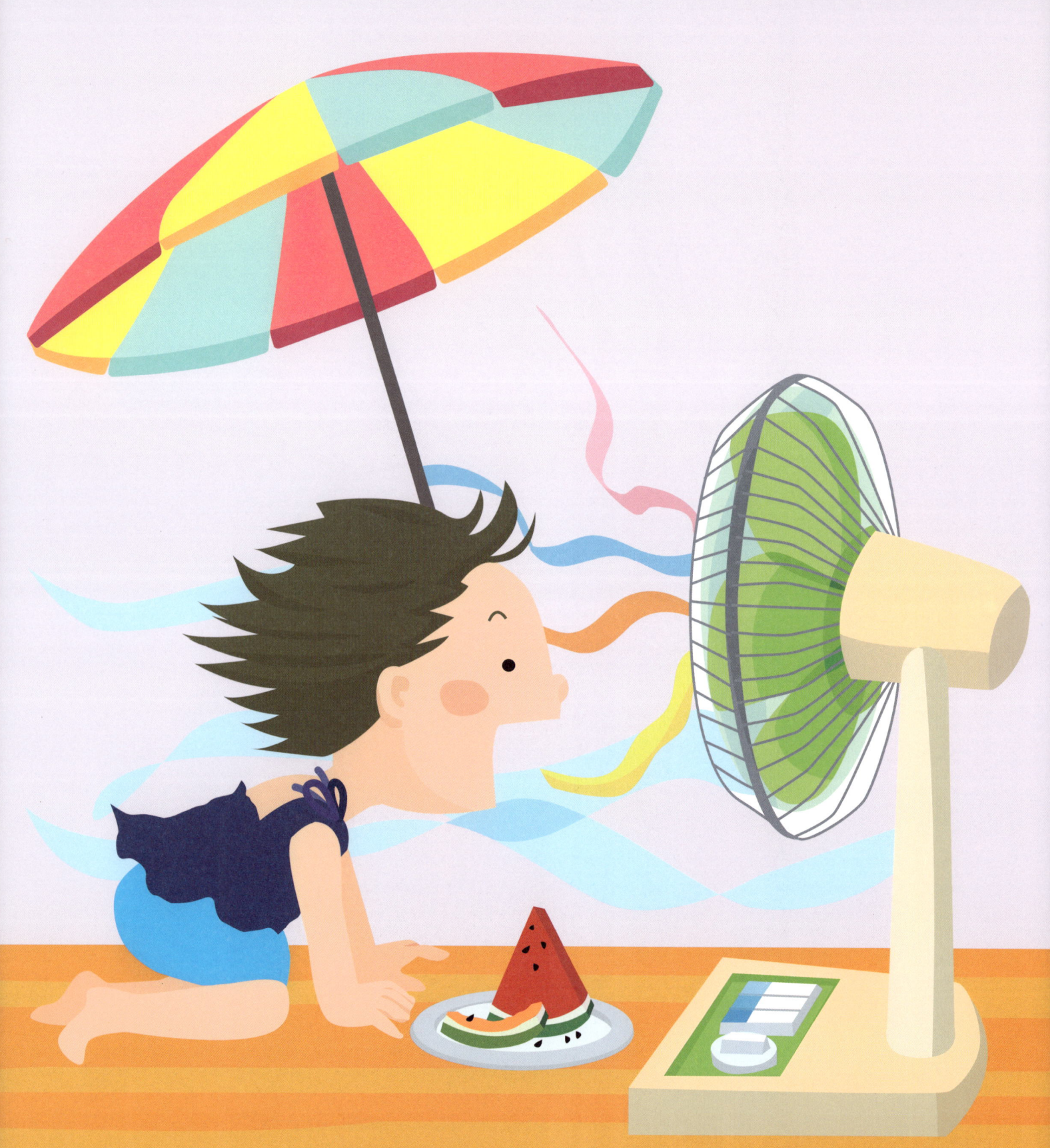

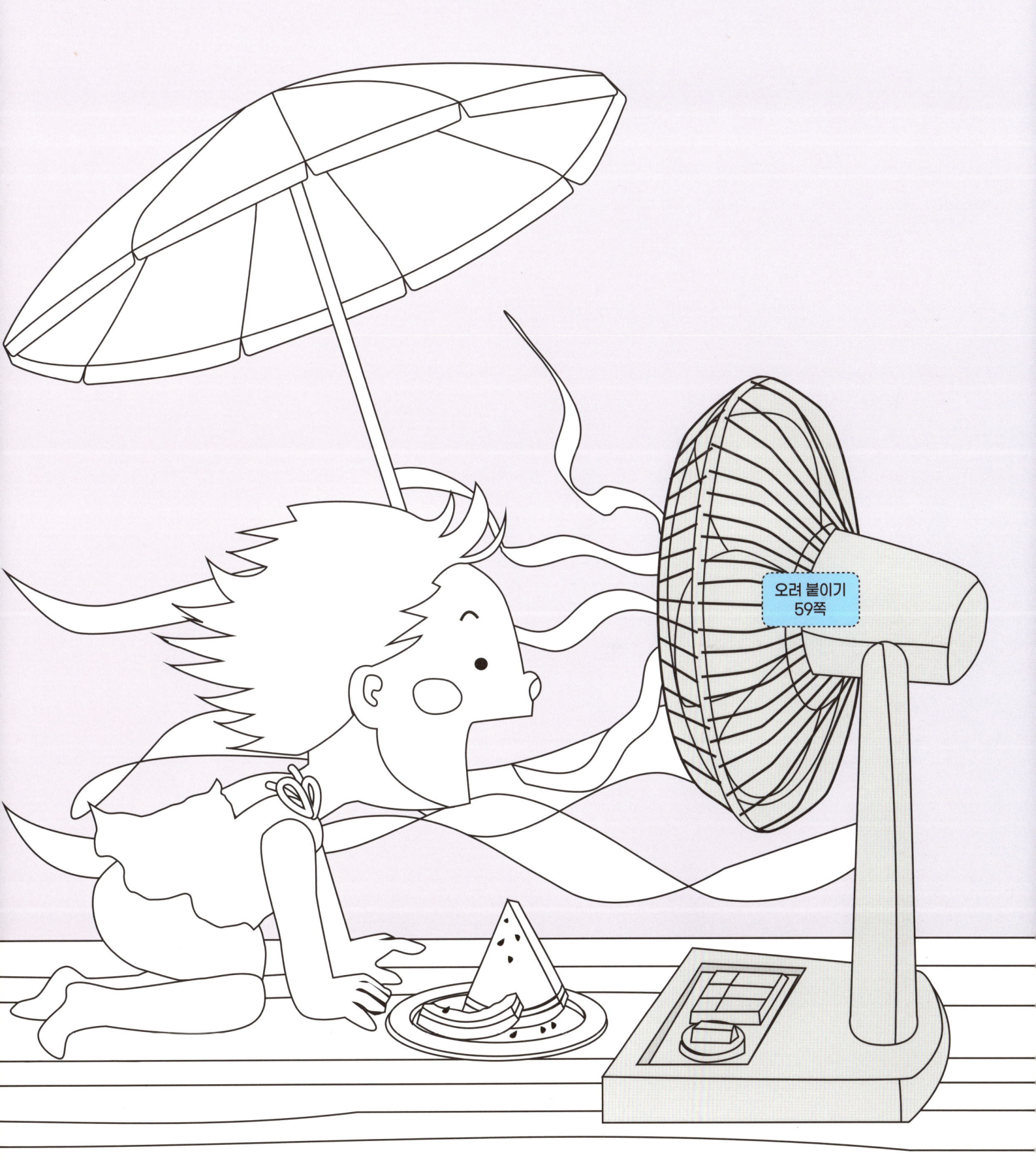

화려한 공작새

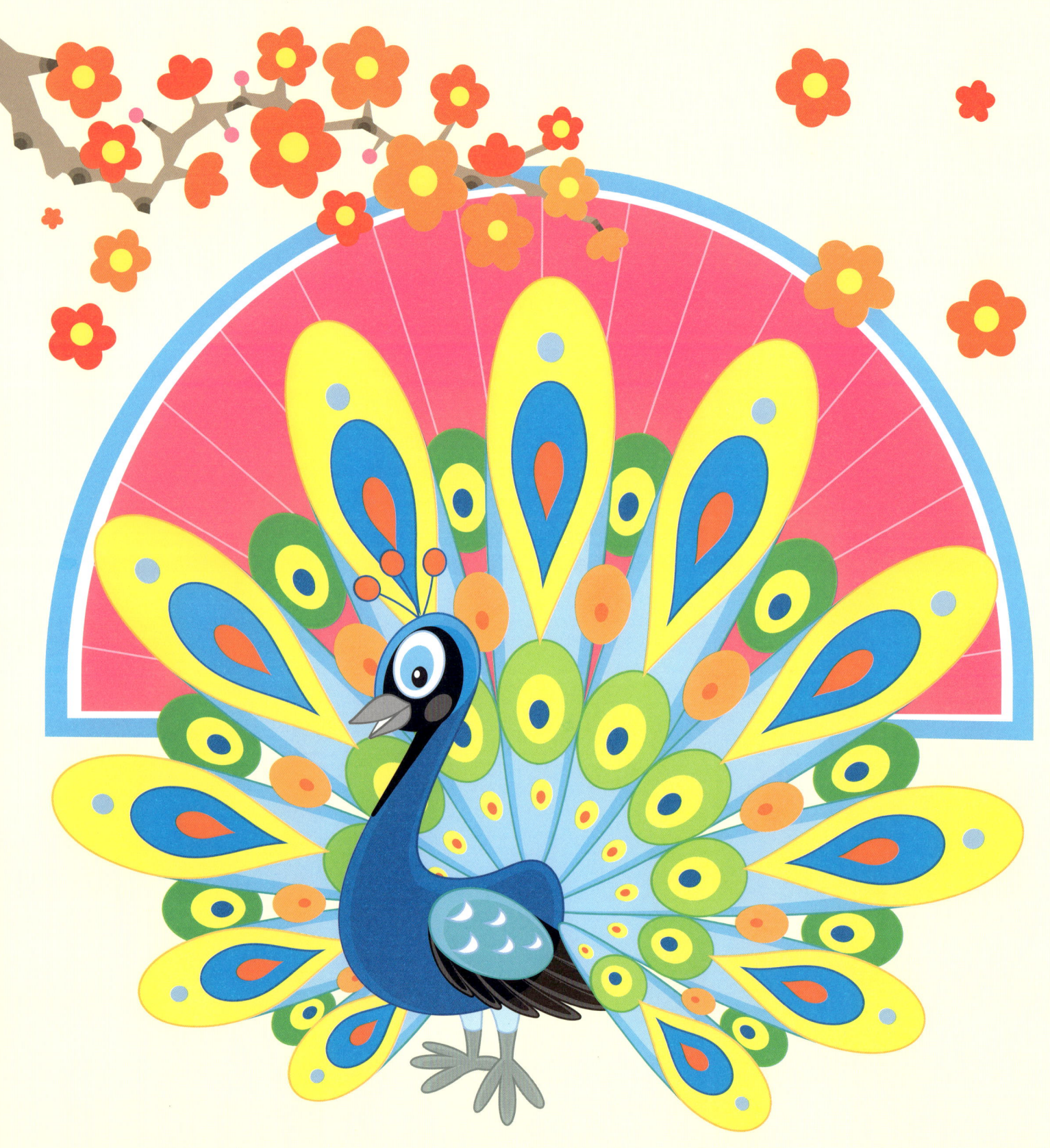

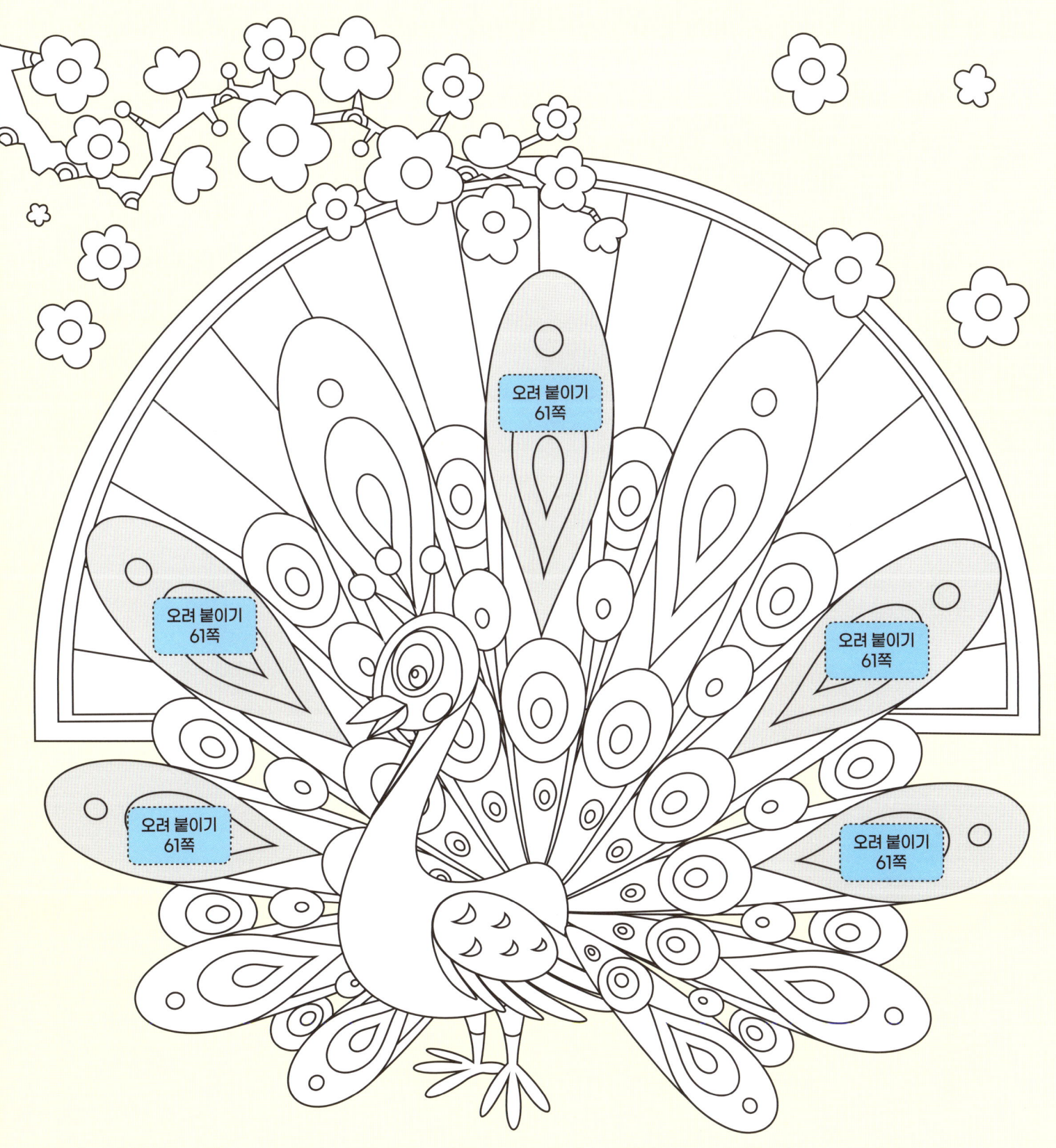

장화신은 꽃

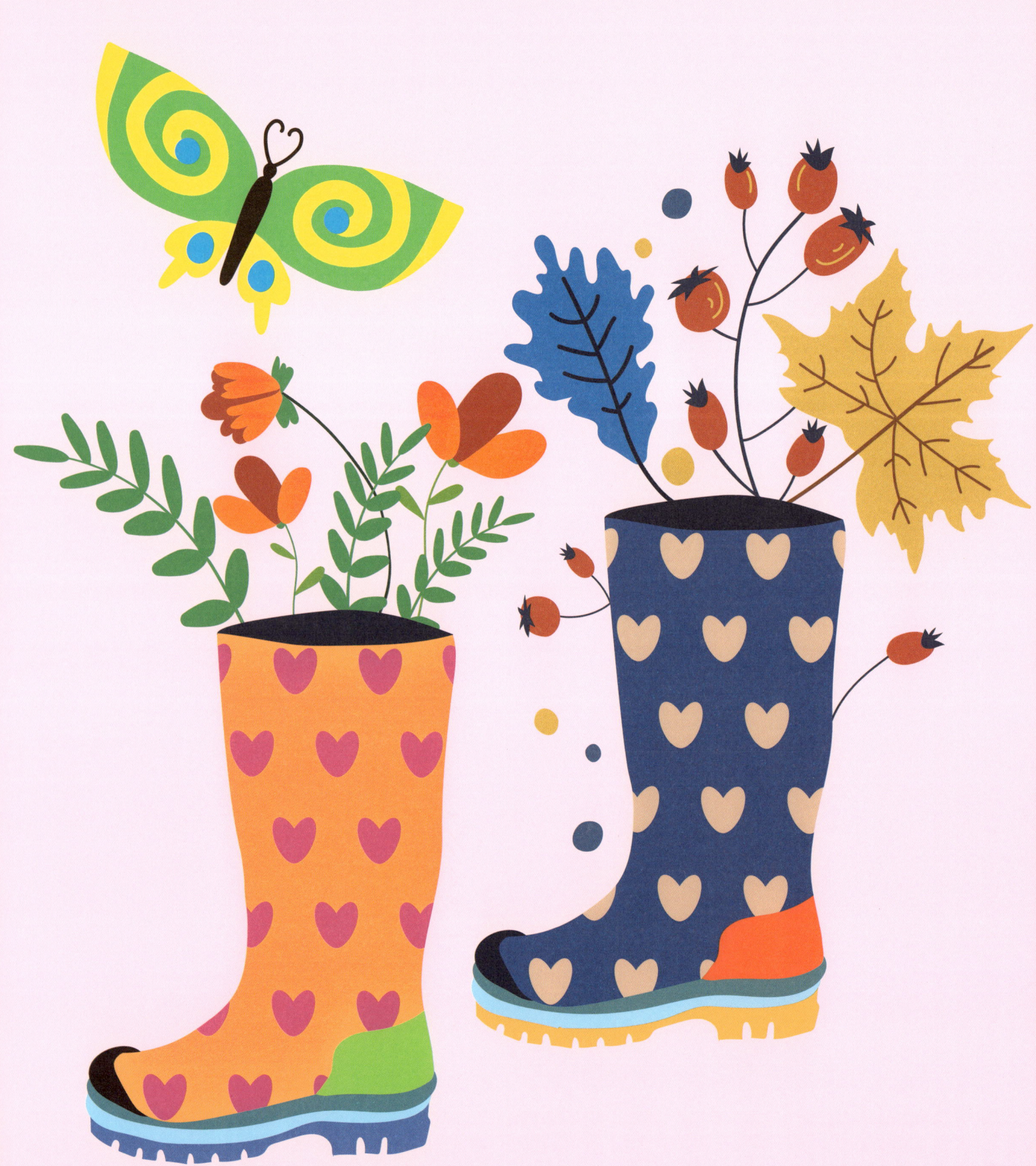

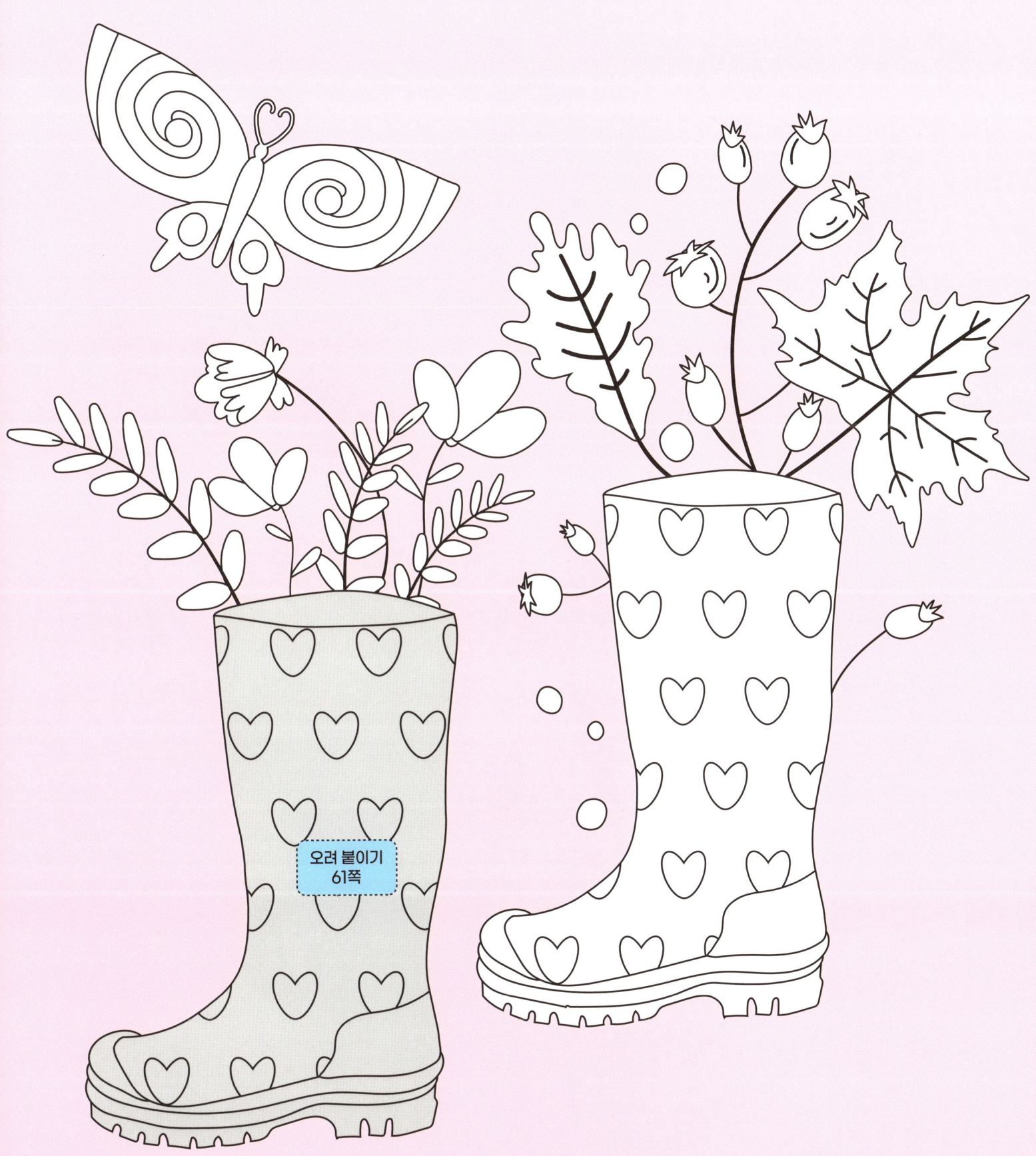

건강한 채소

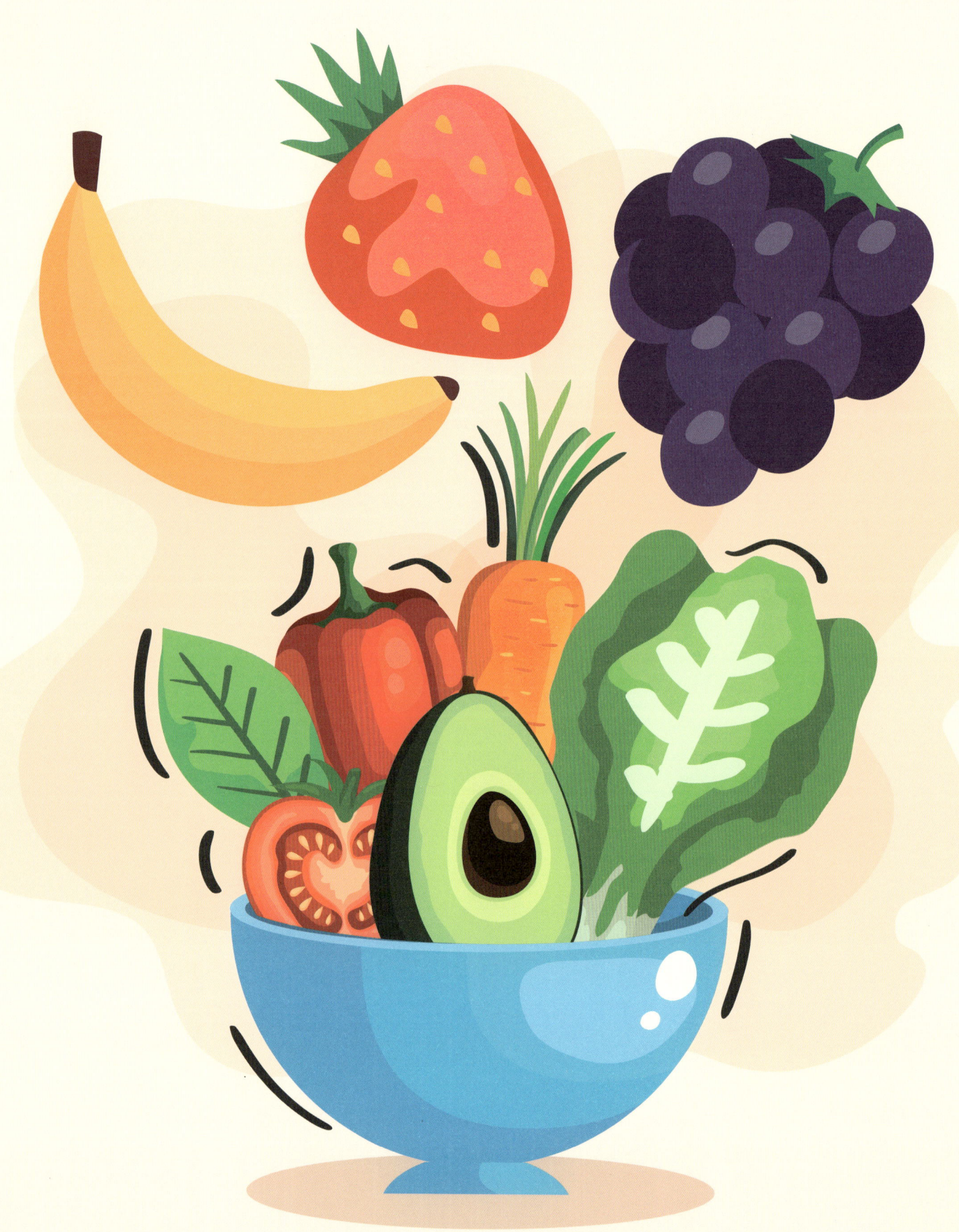

22

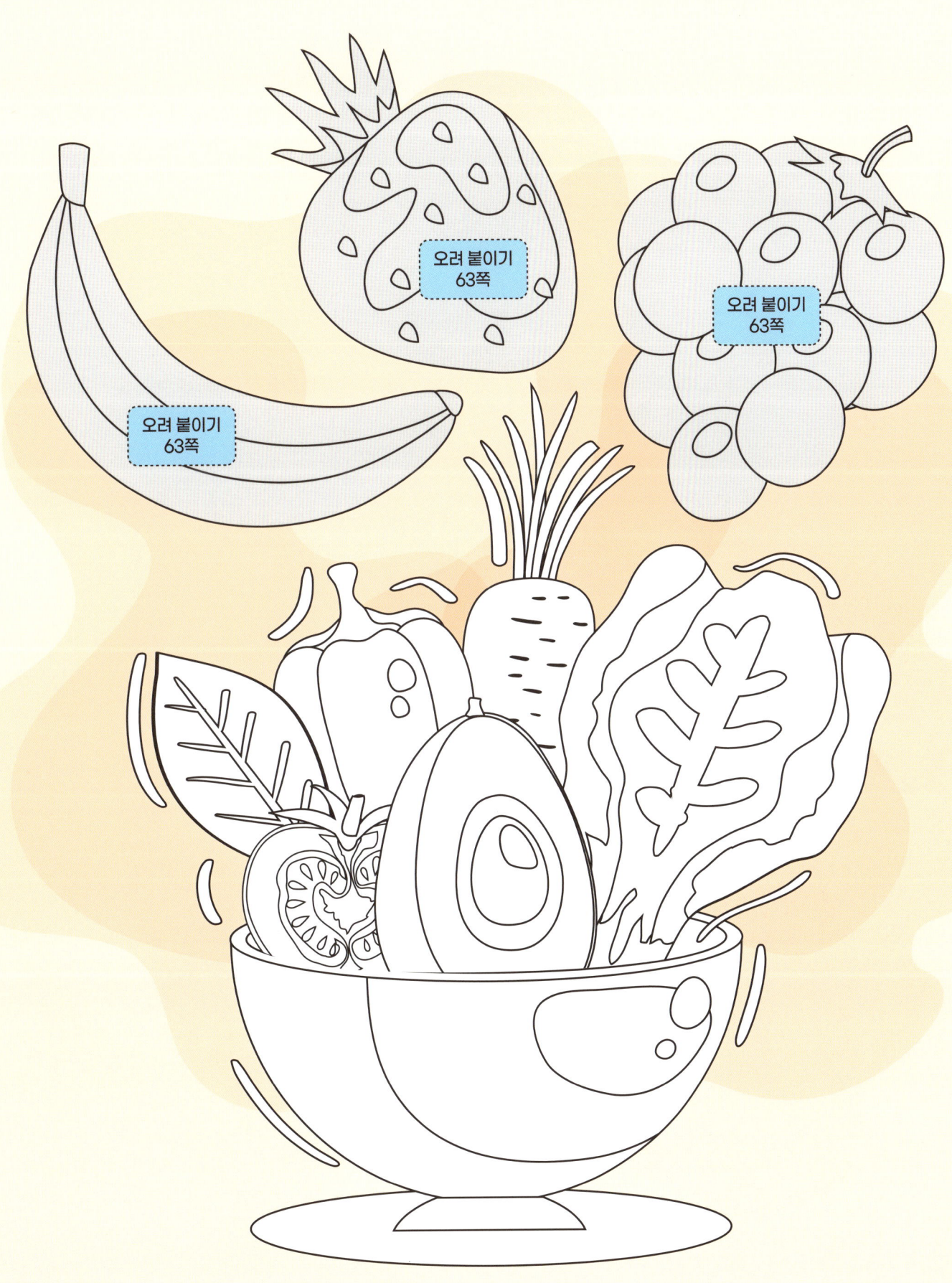

향긋한 커피

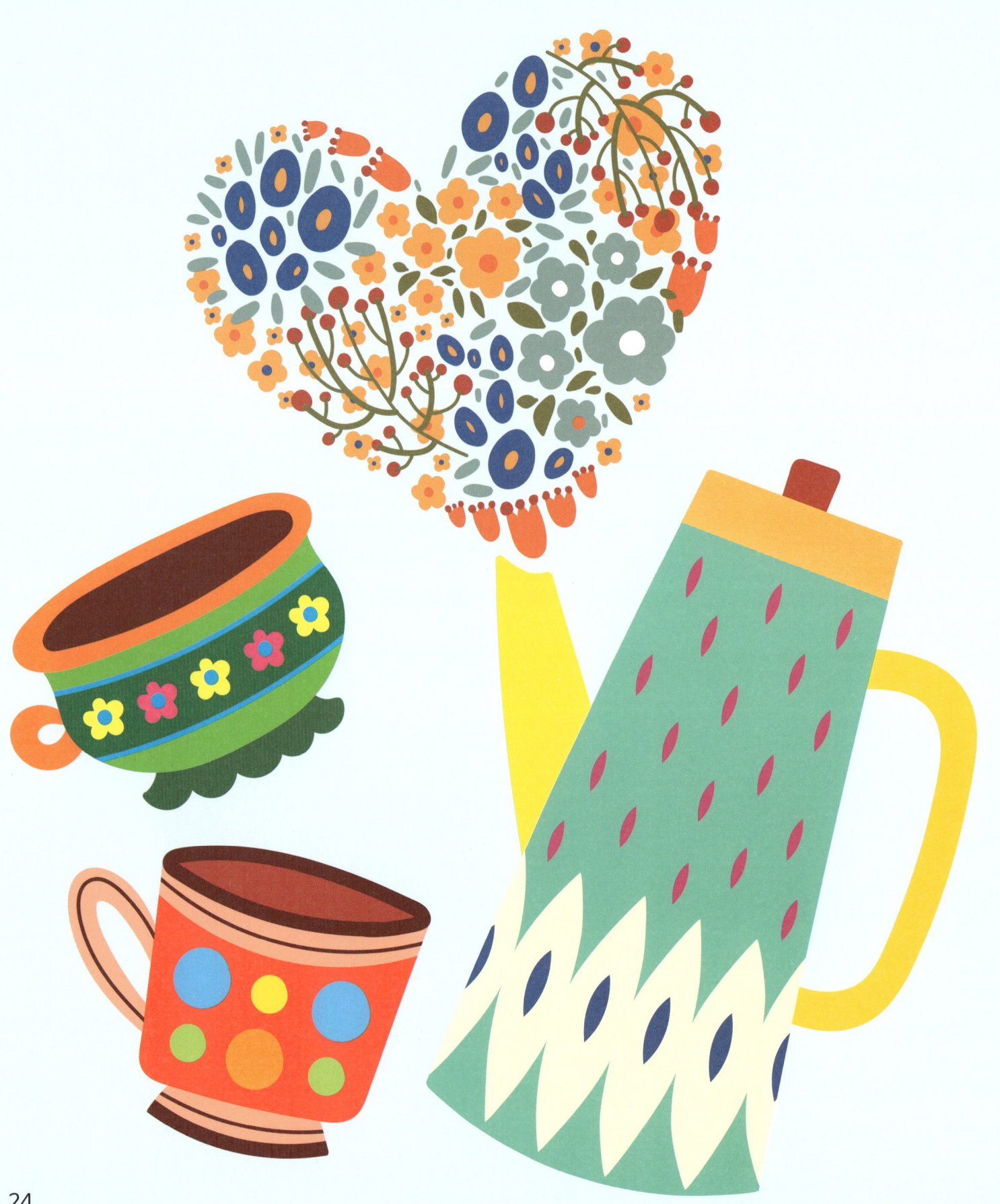

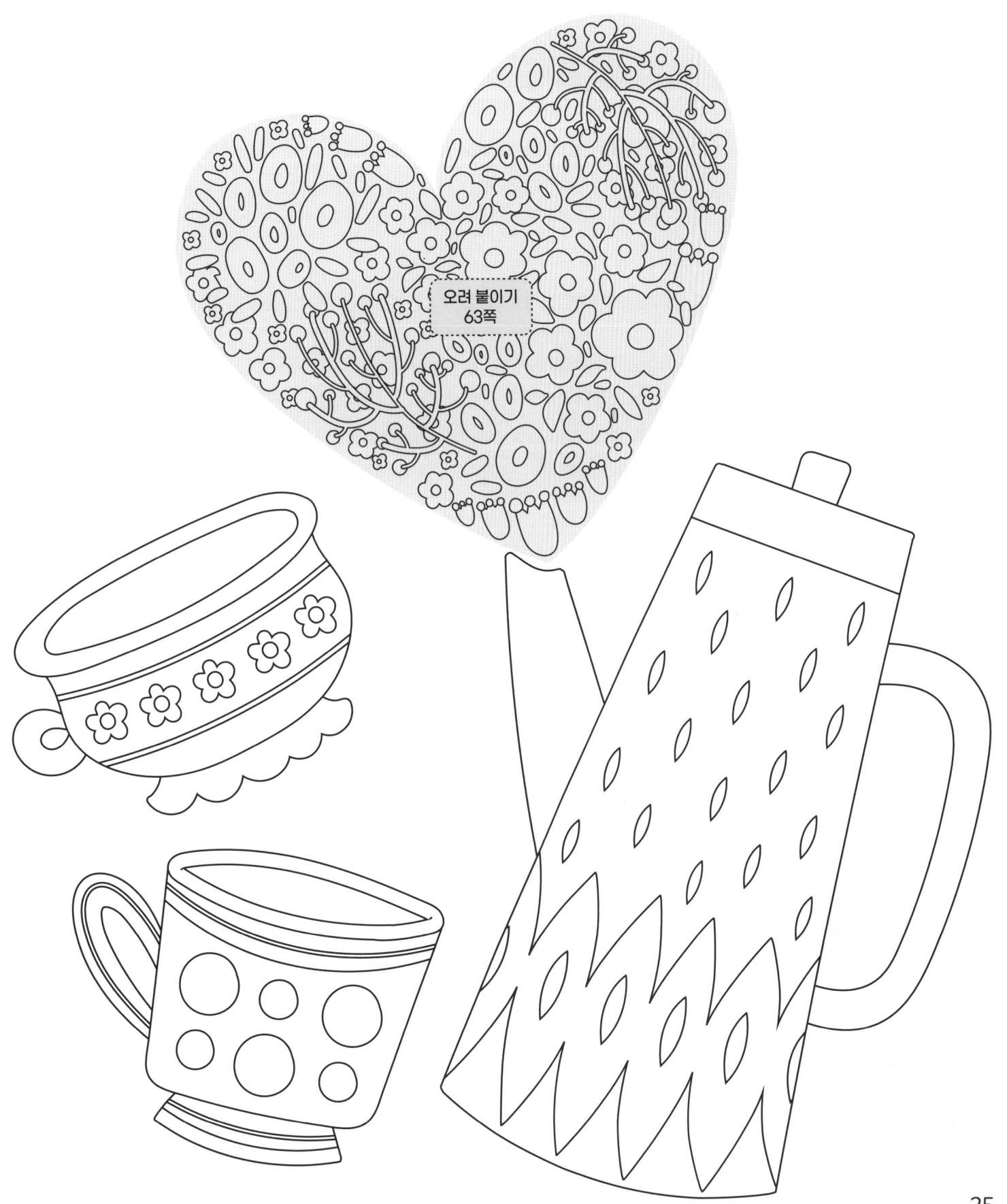

여유로운 달팽이

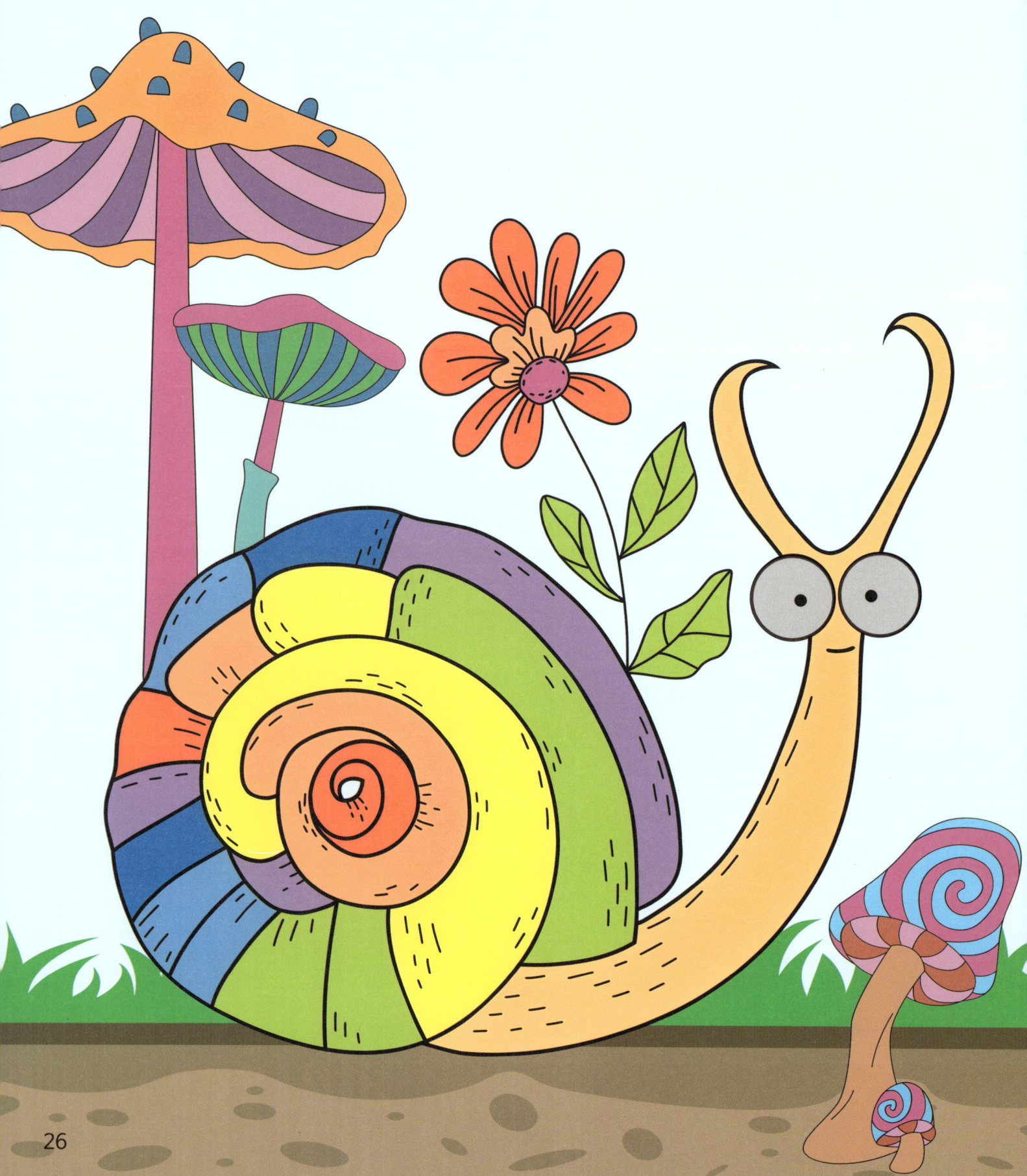

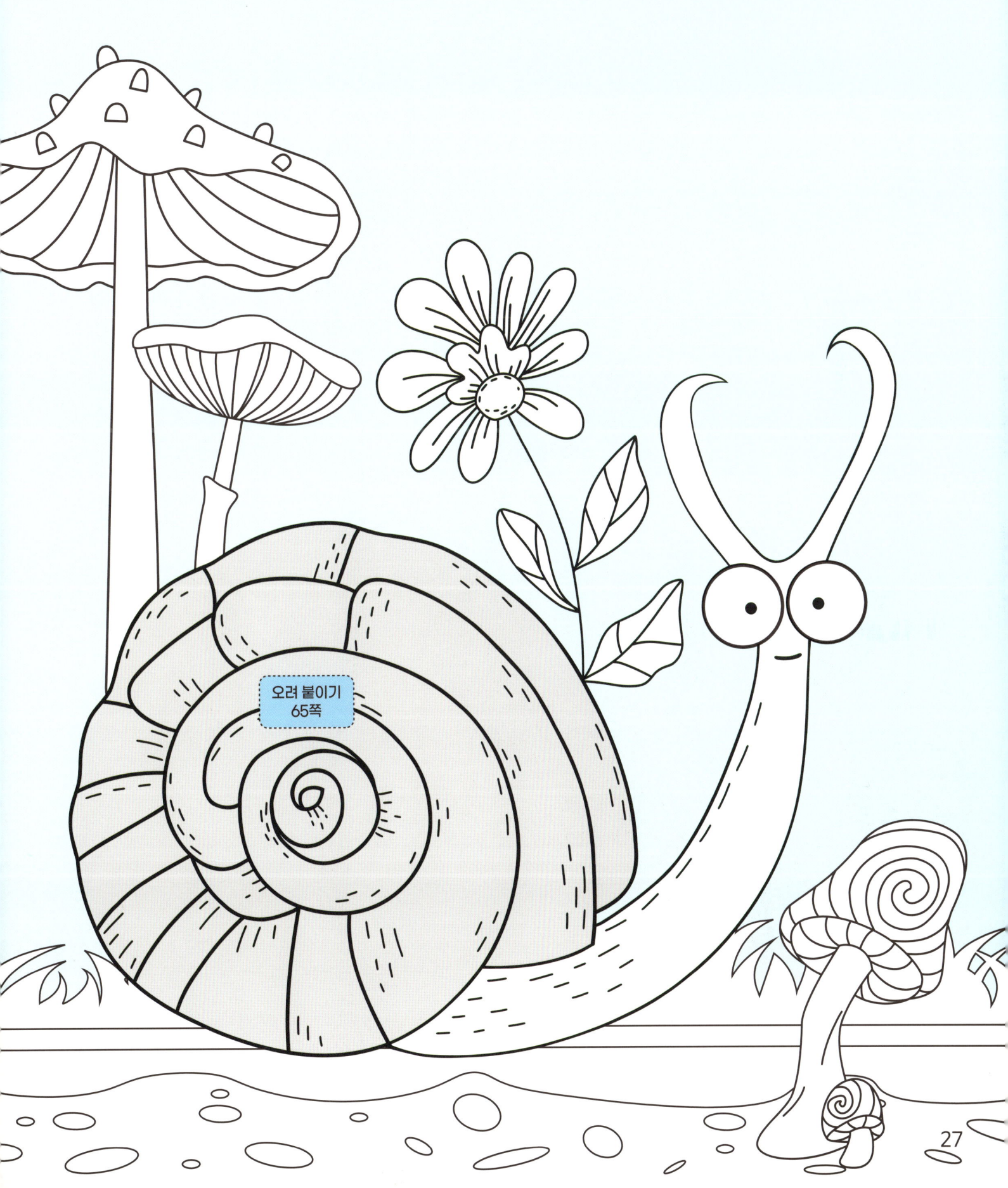

활짝 핀 해바라기

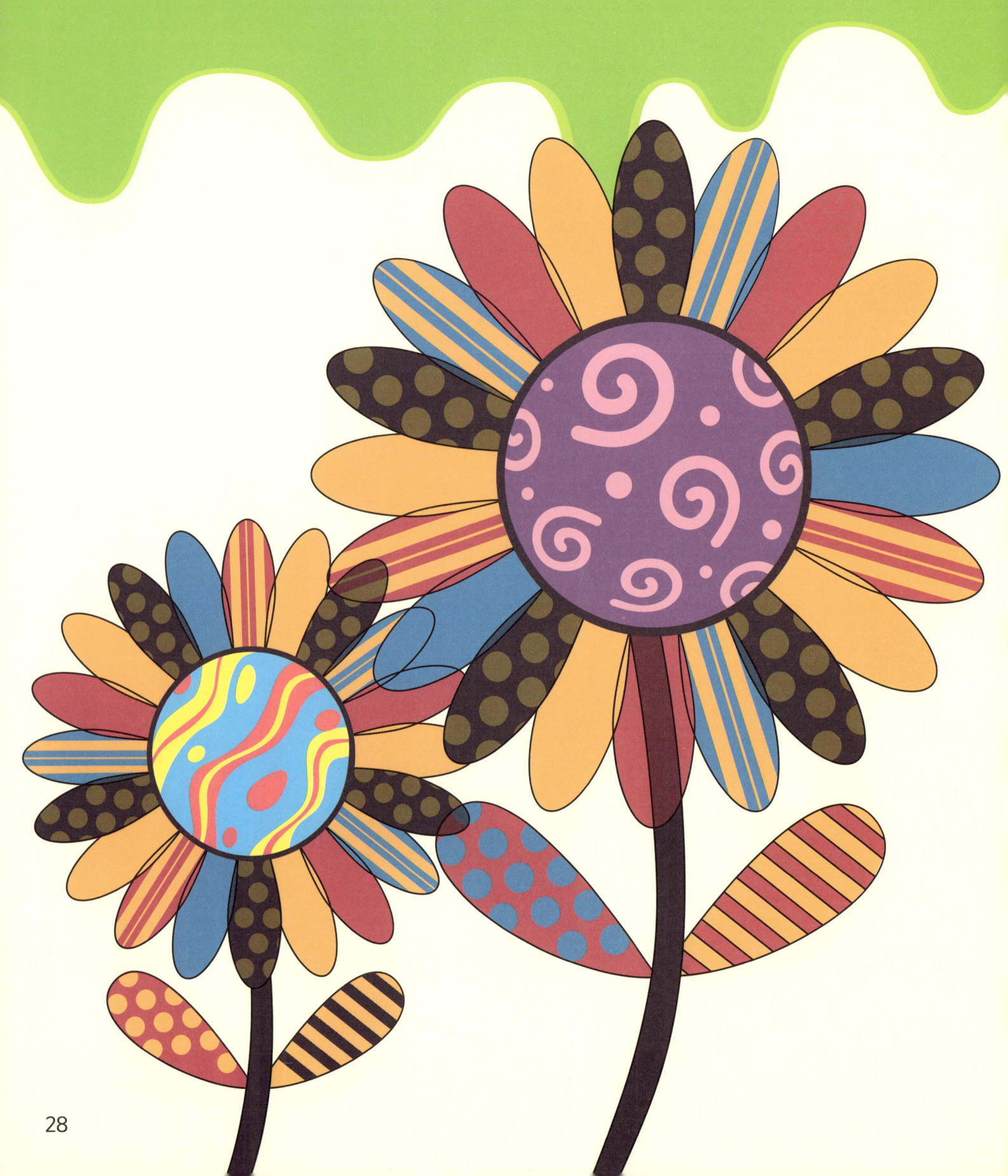

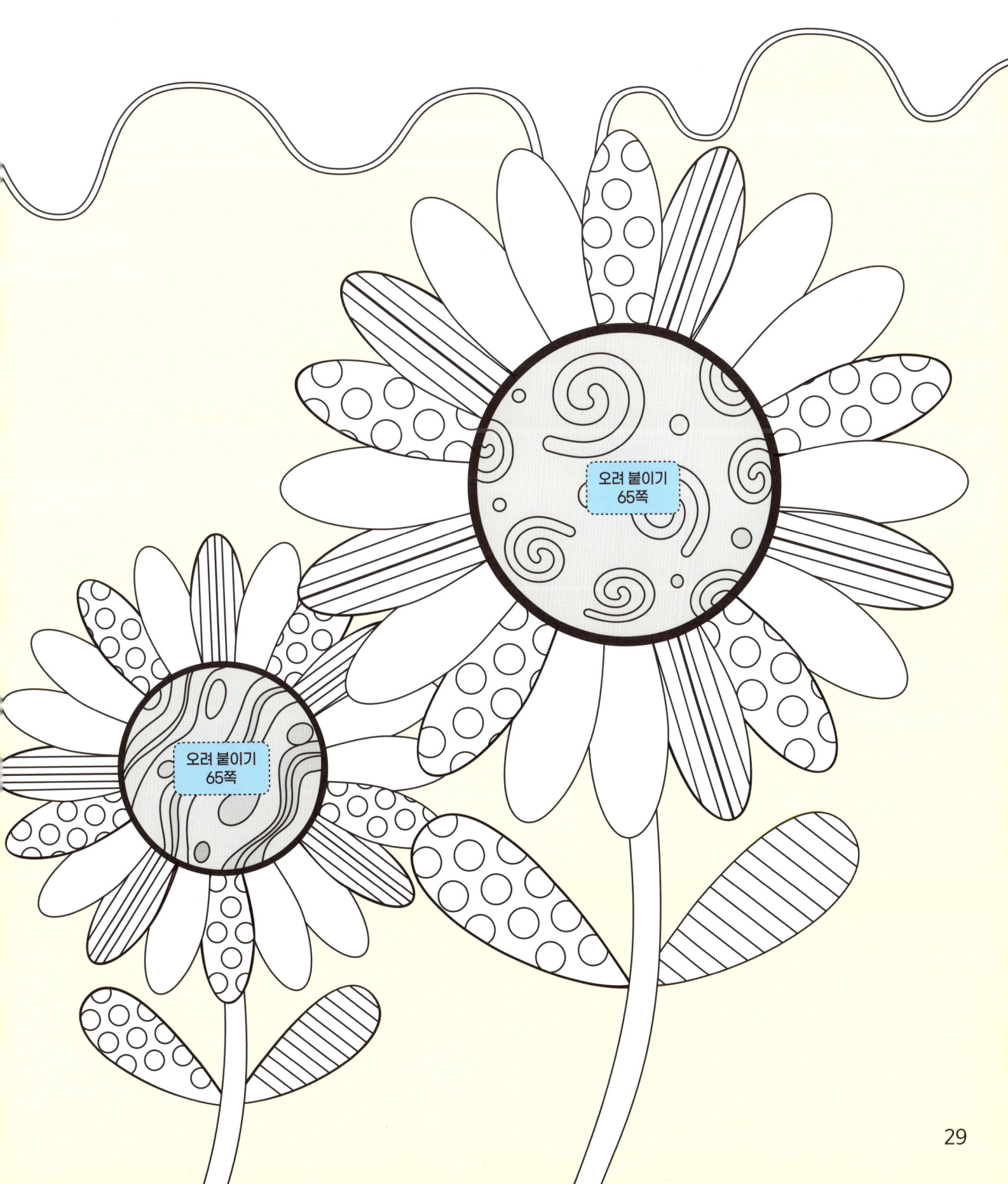

달달 아이스크림

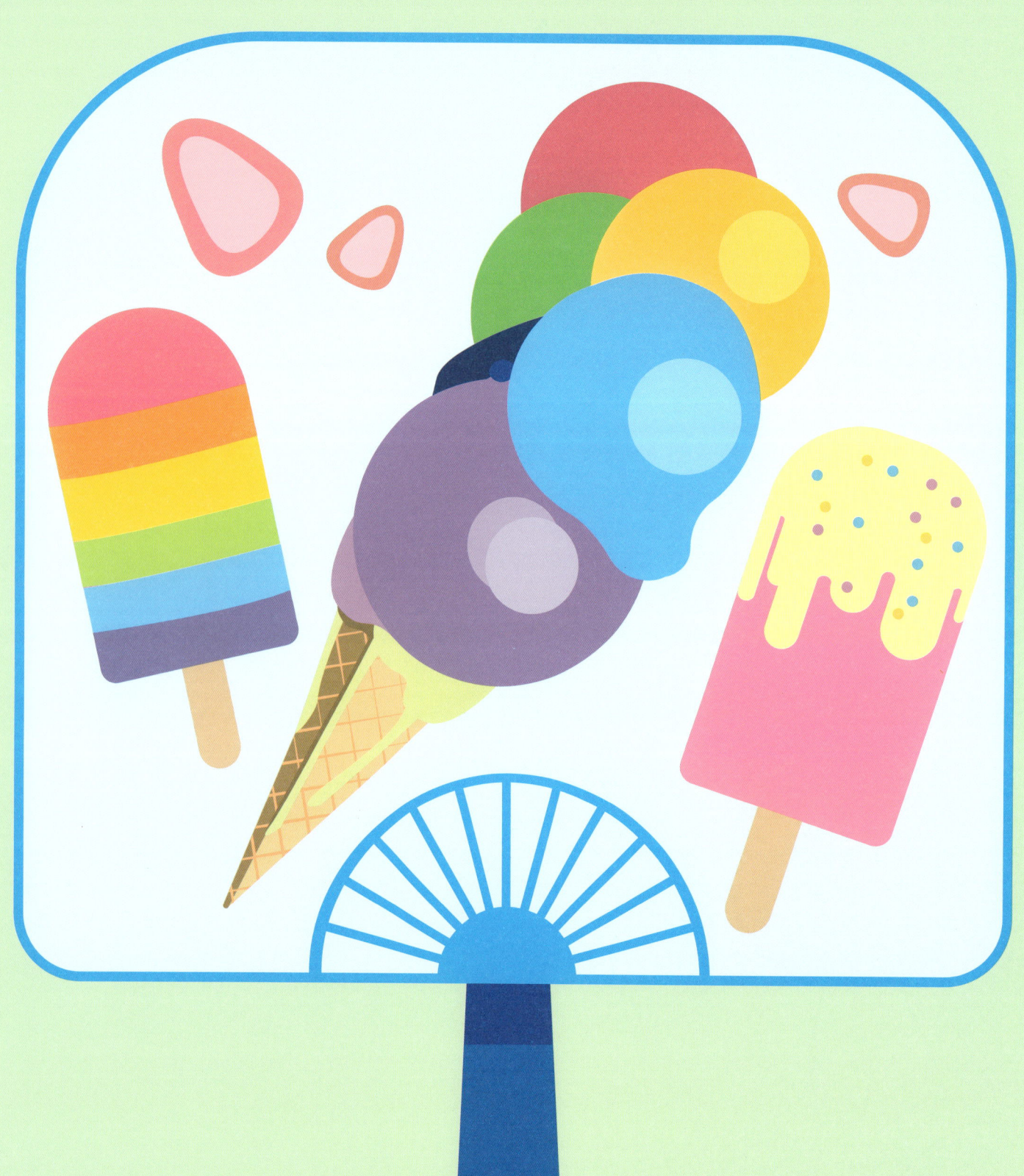

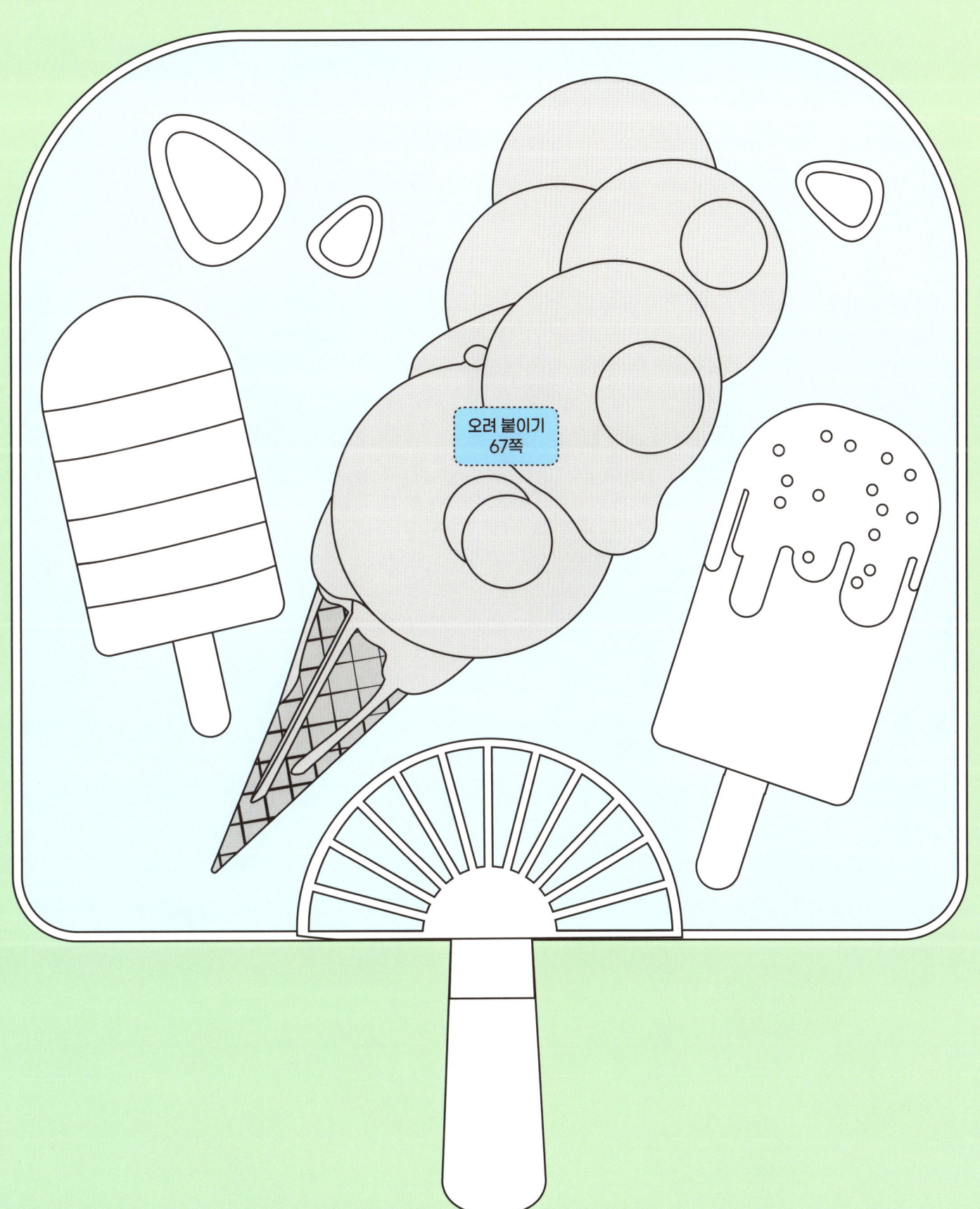

친구와 고기잡이

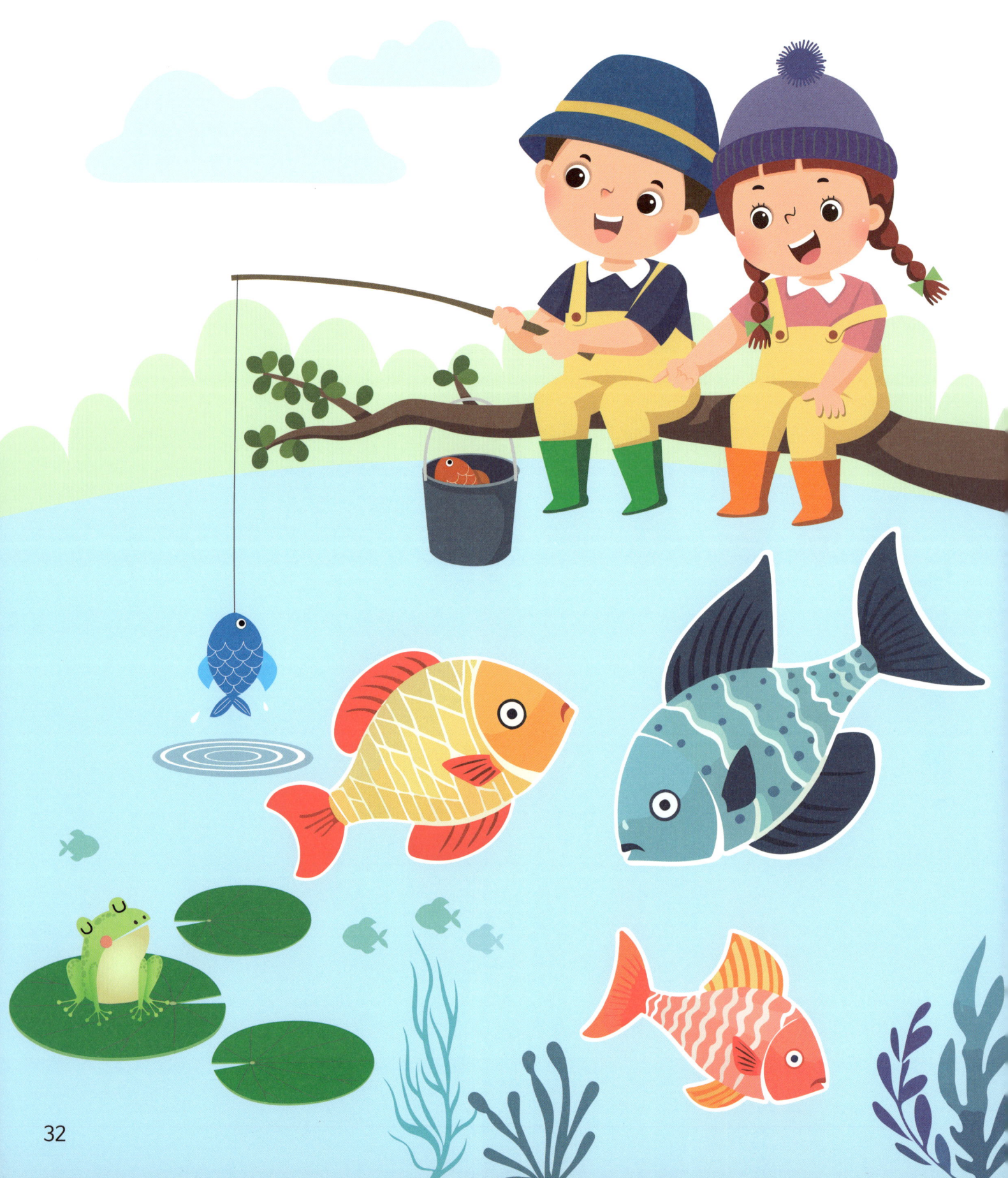

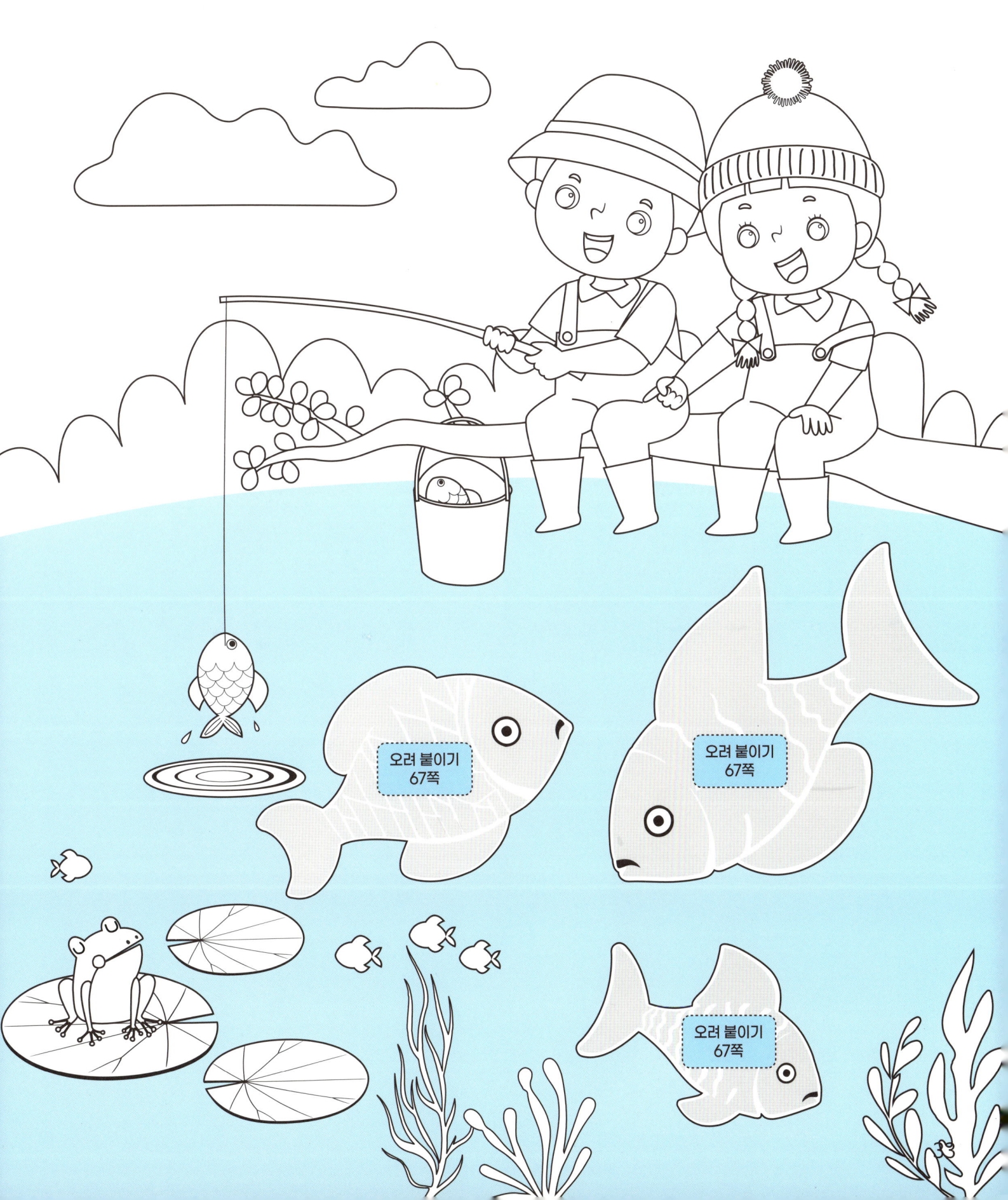

화려한 나팔꽃

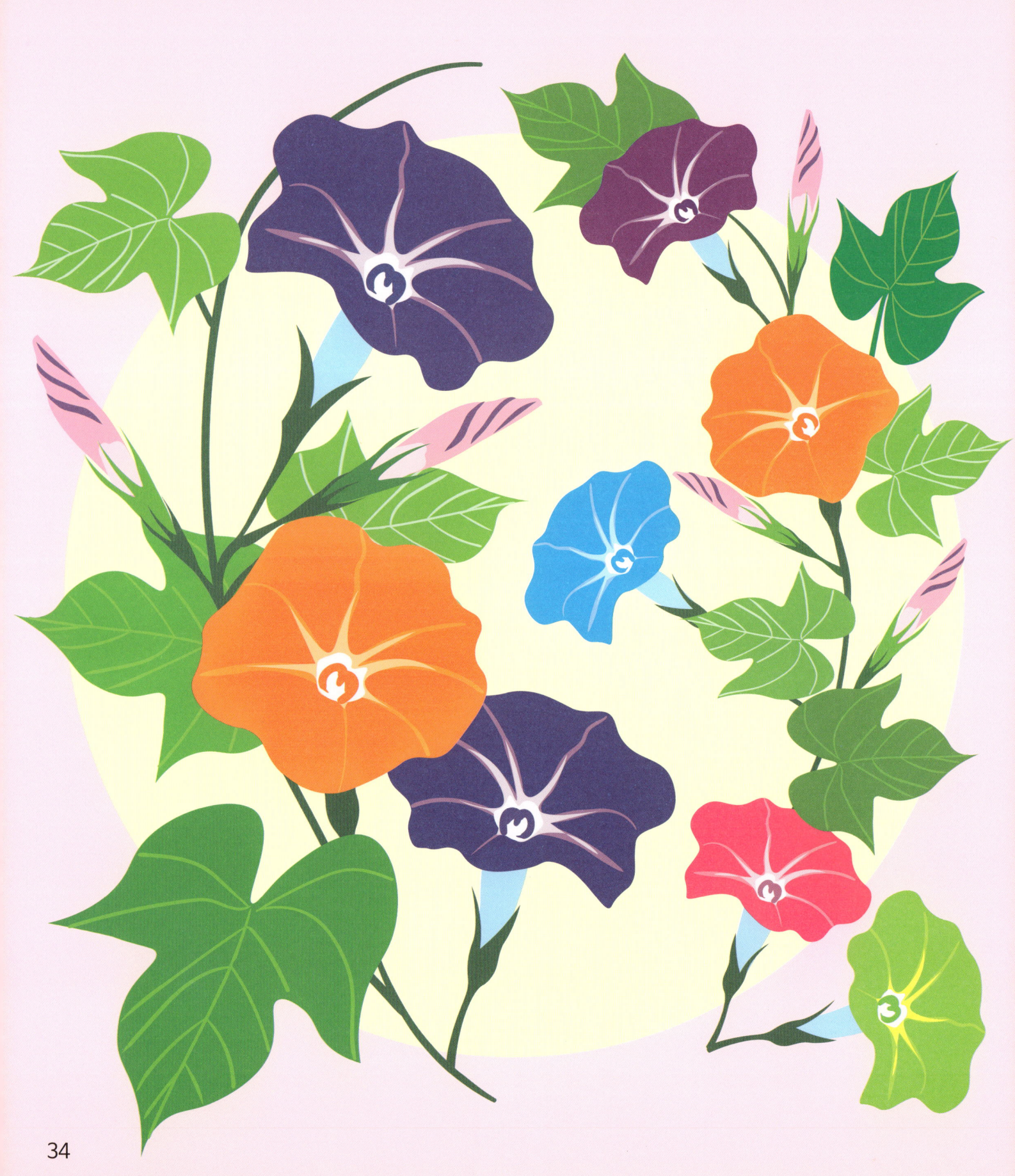

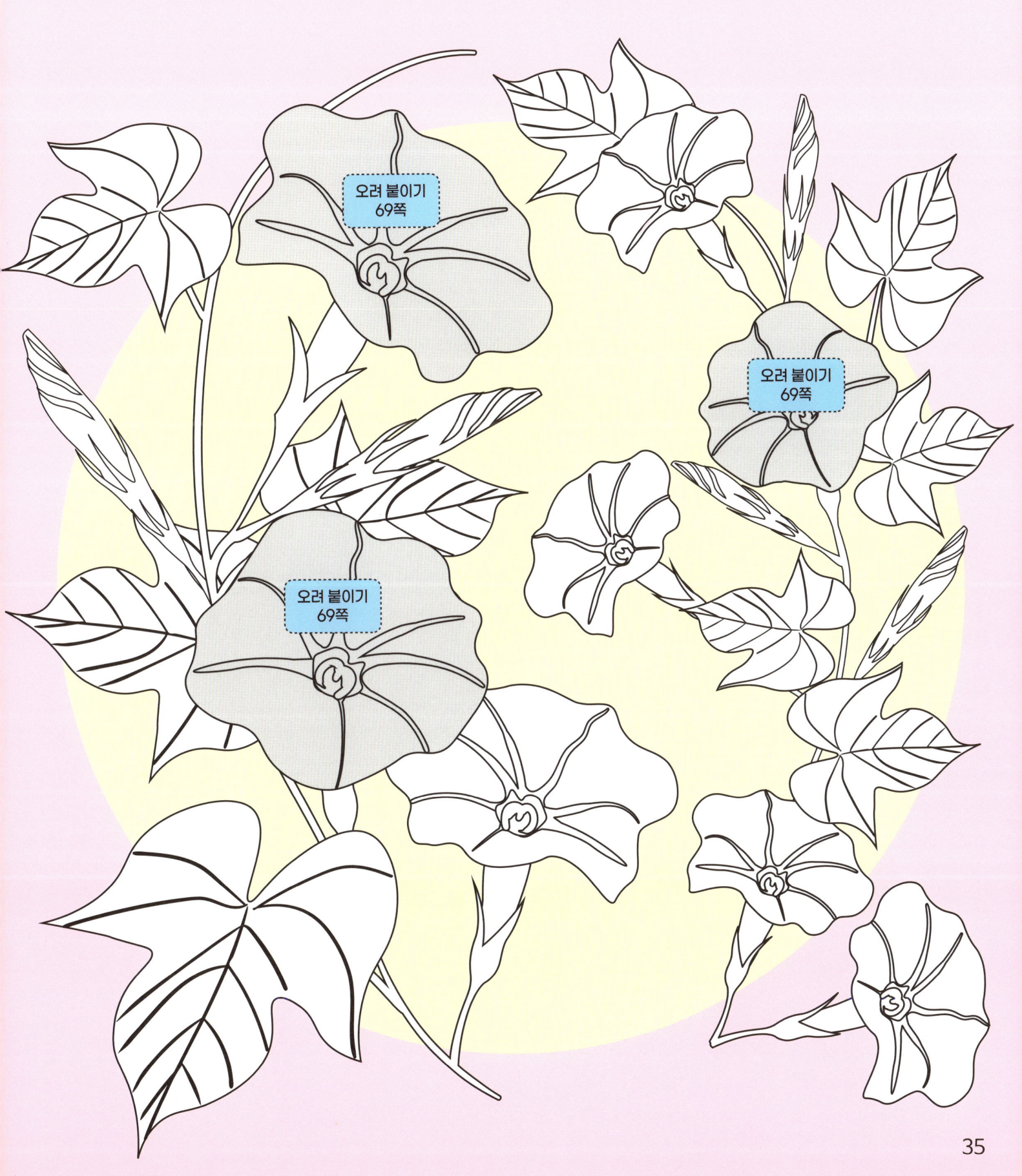

달콤한 케익

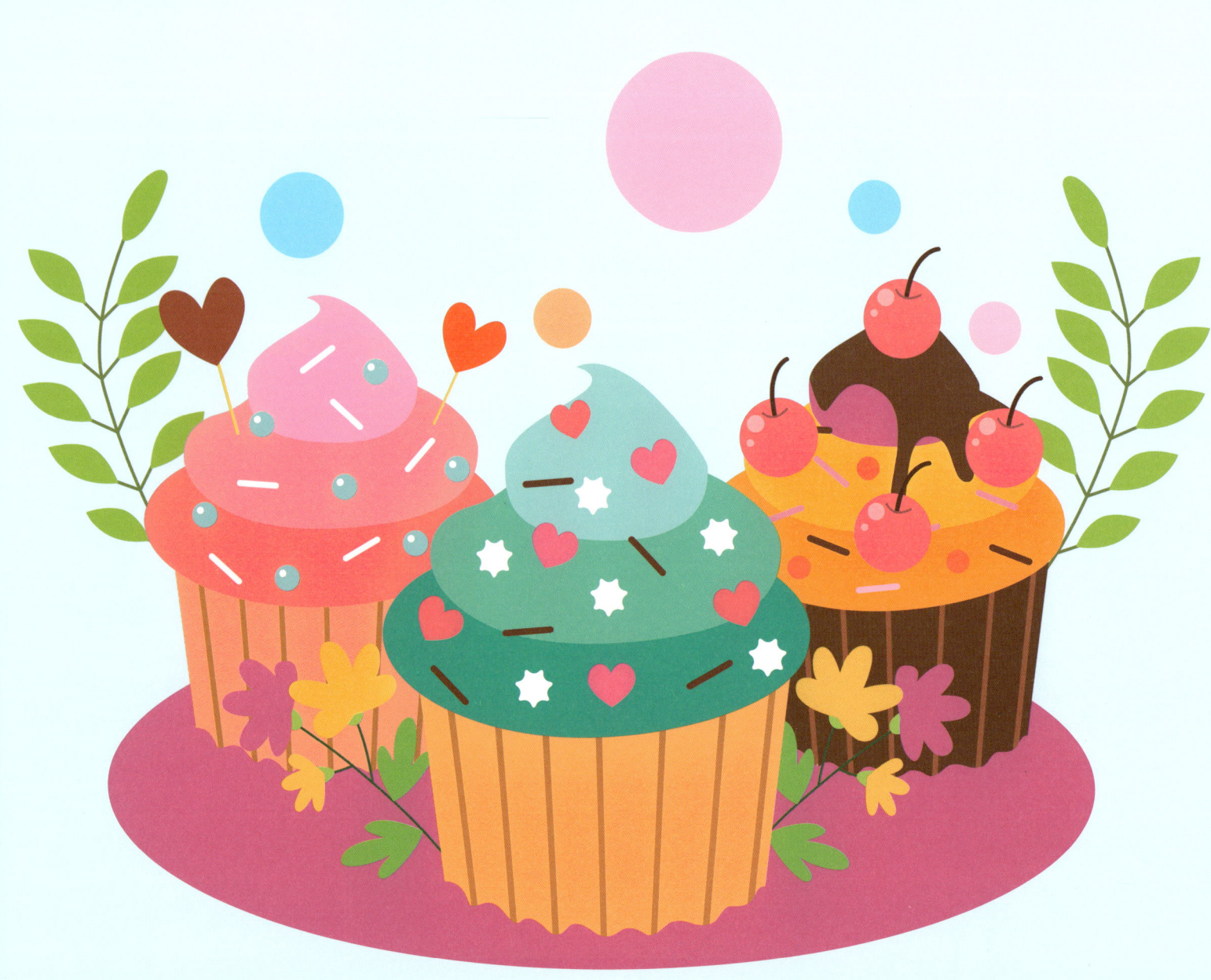

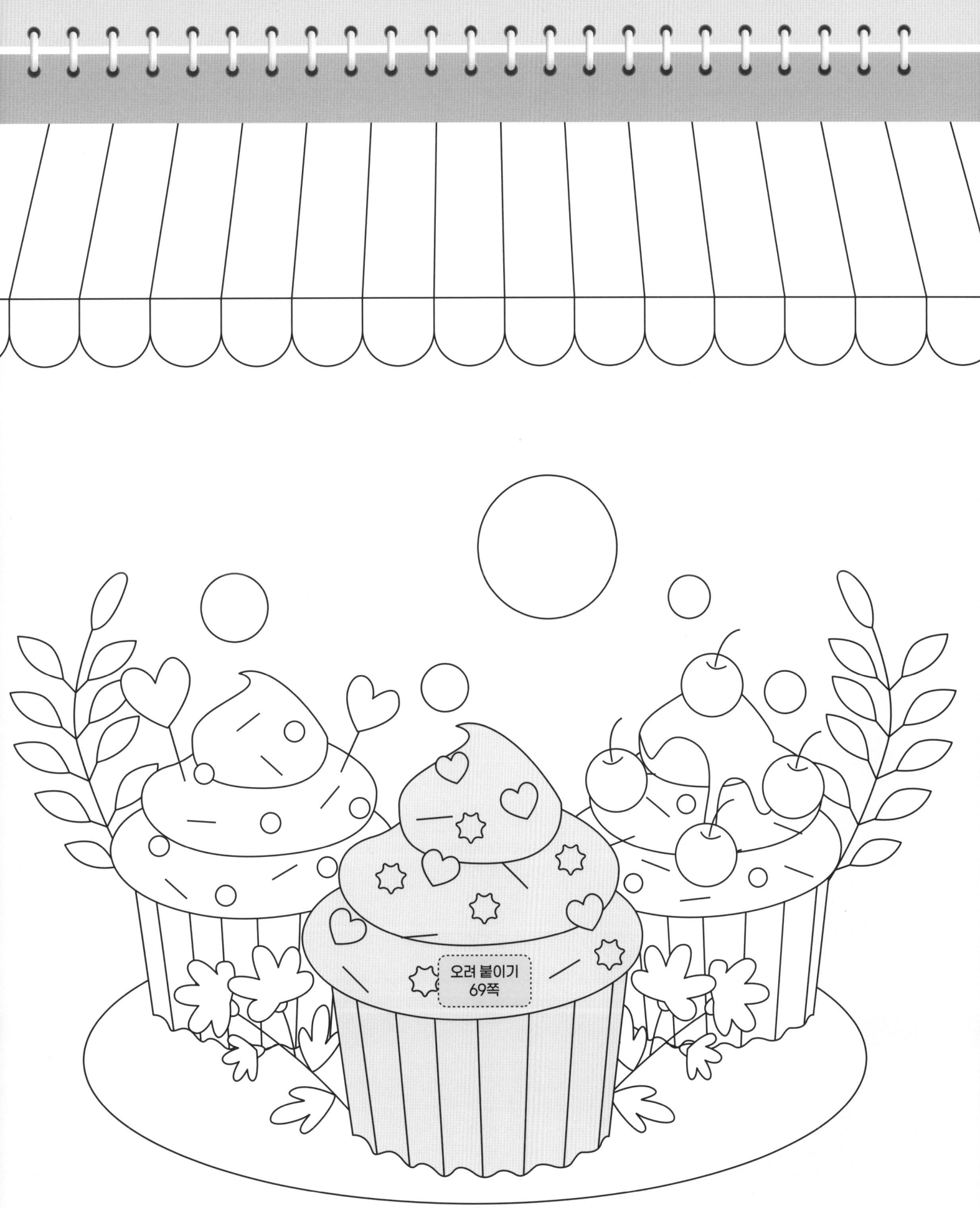

둥실둥실 고래

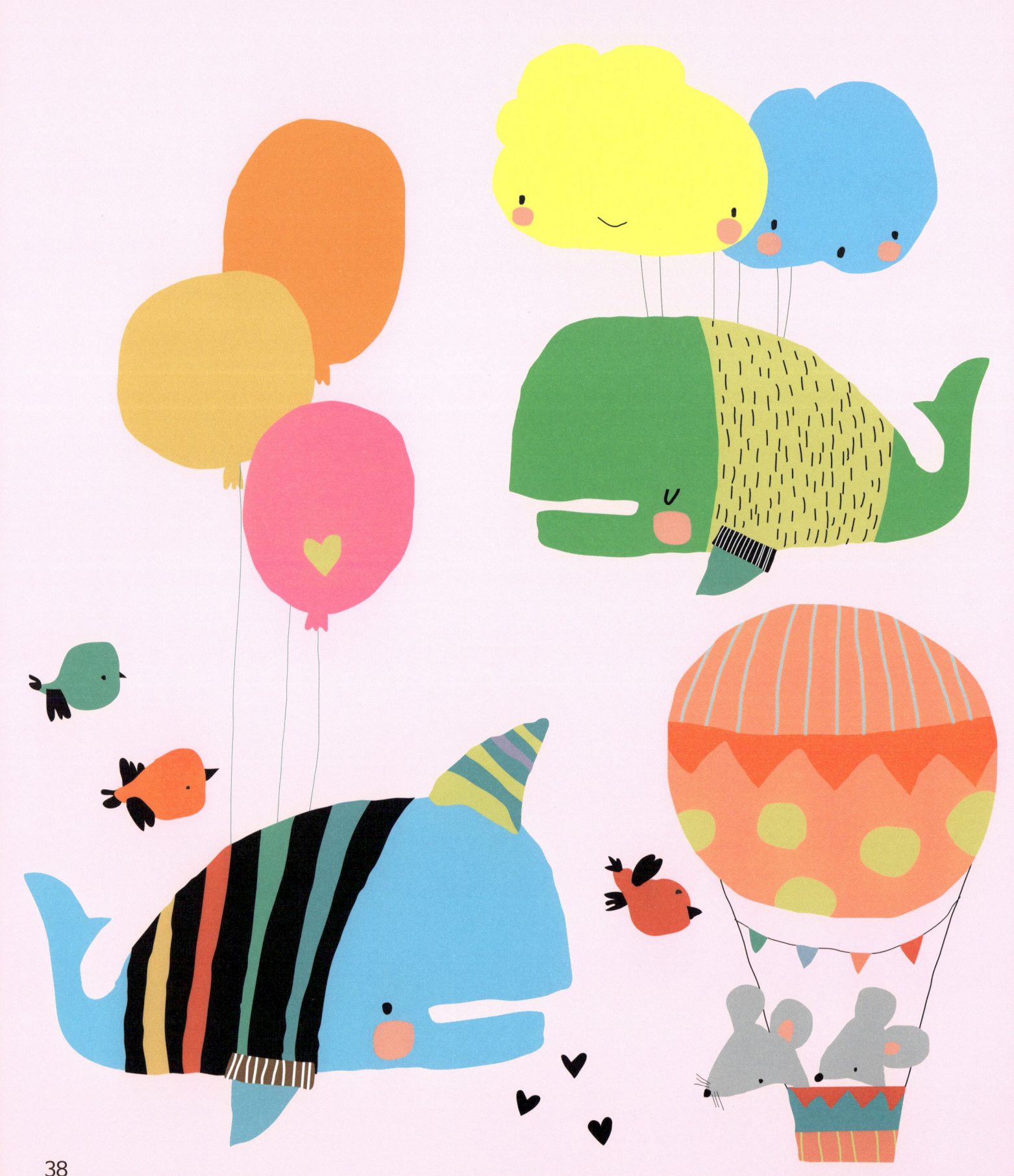

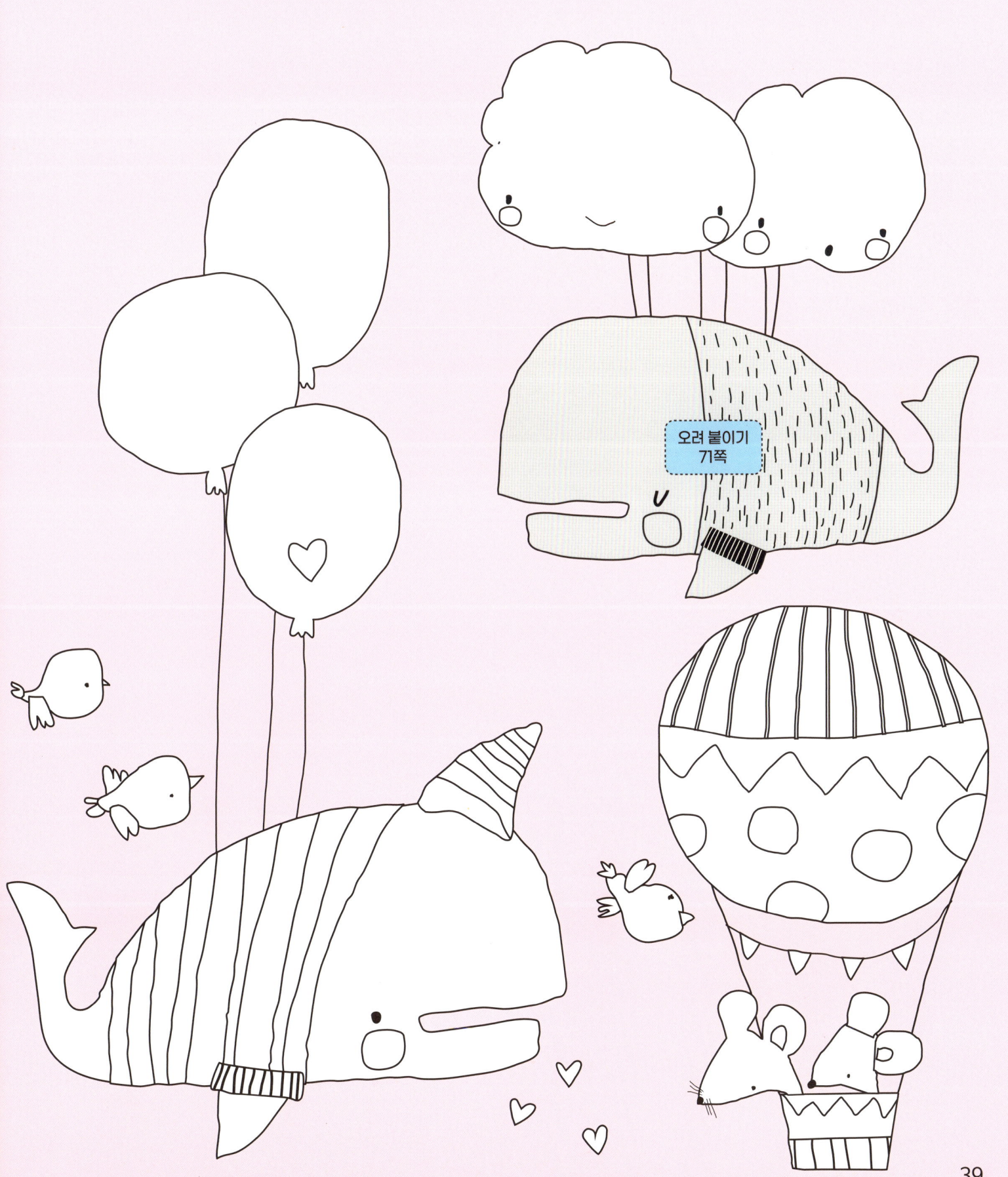

하늘위 연날리기

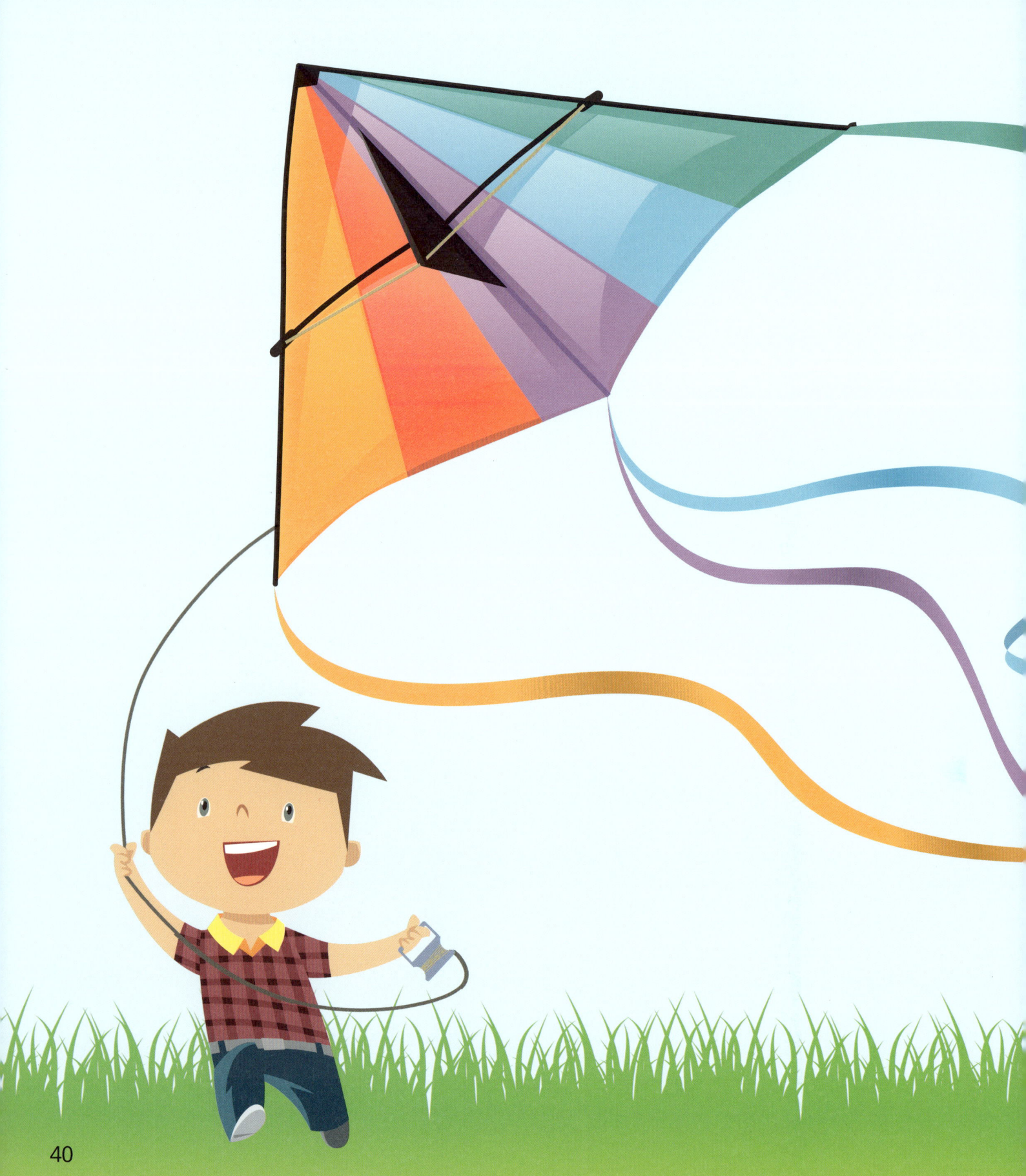

40

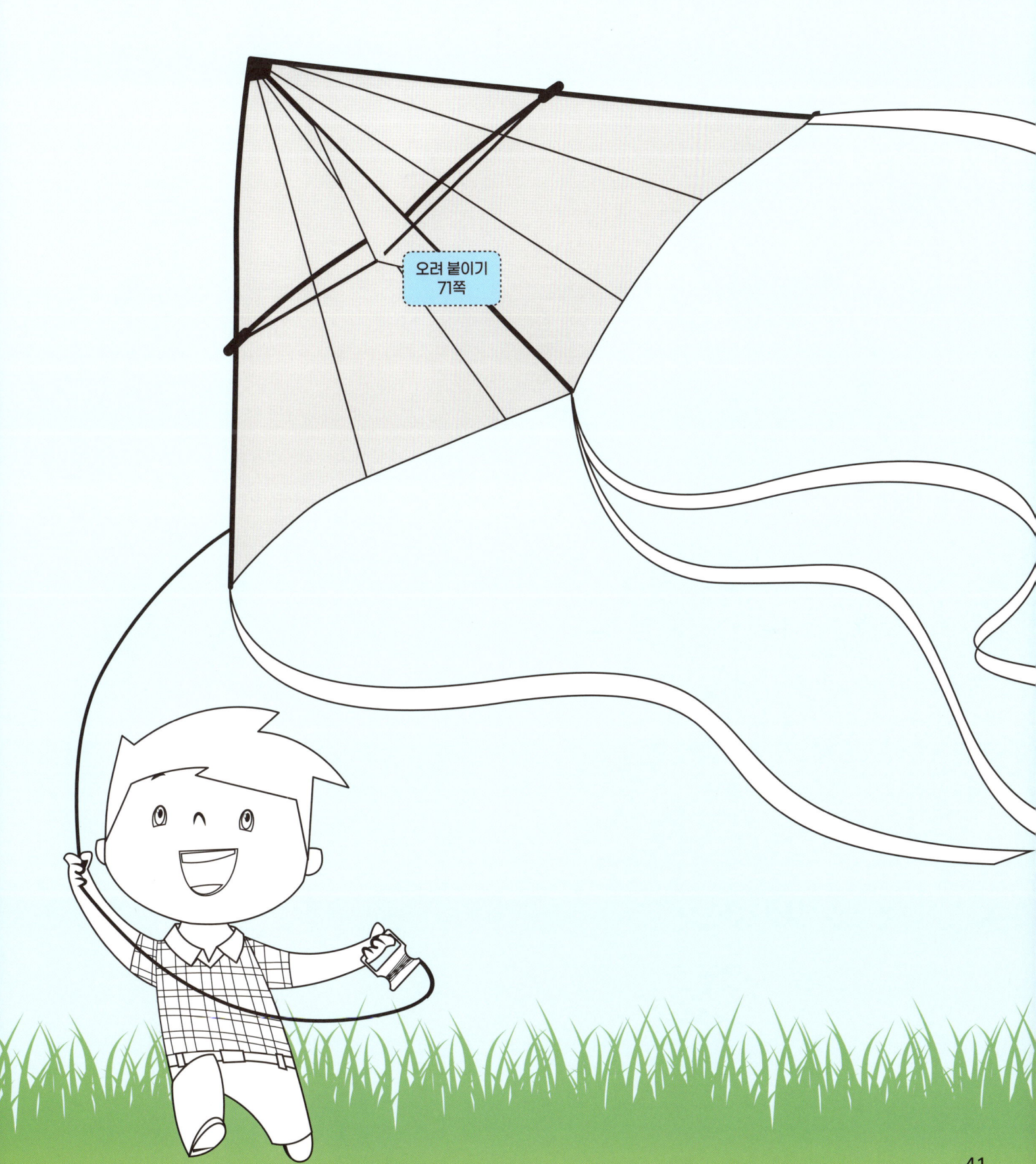

사랑의 우체통

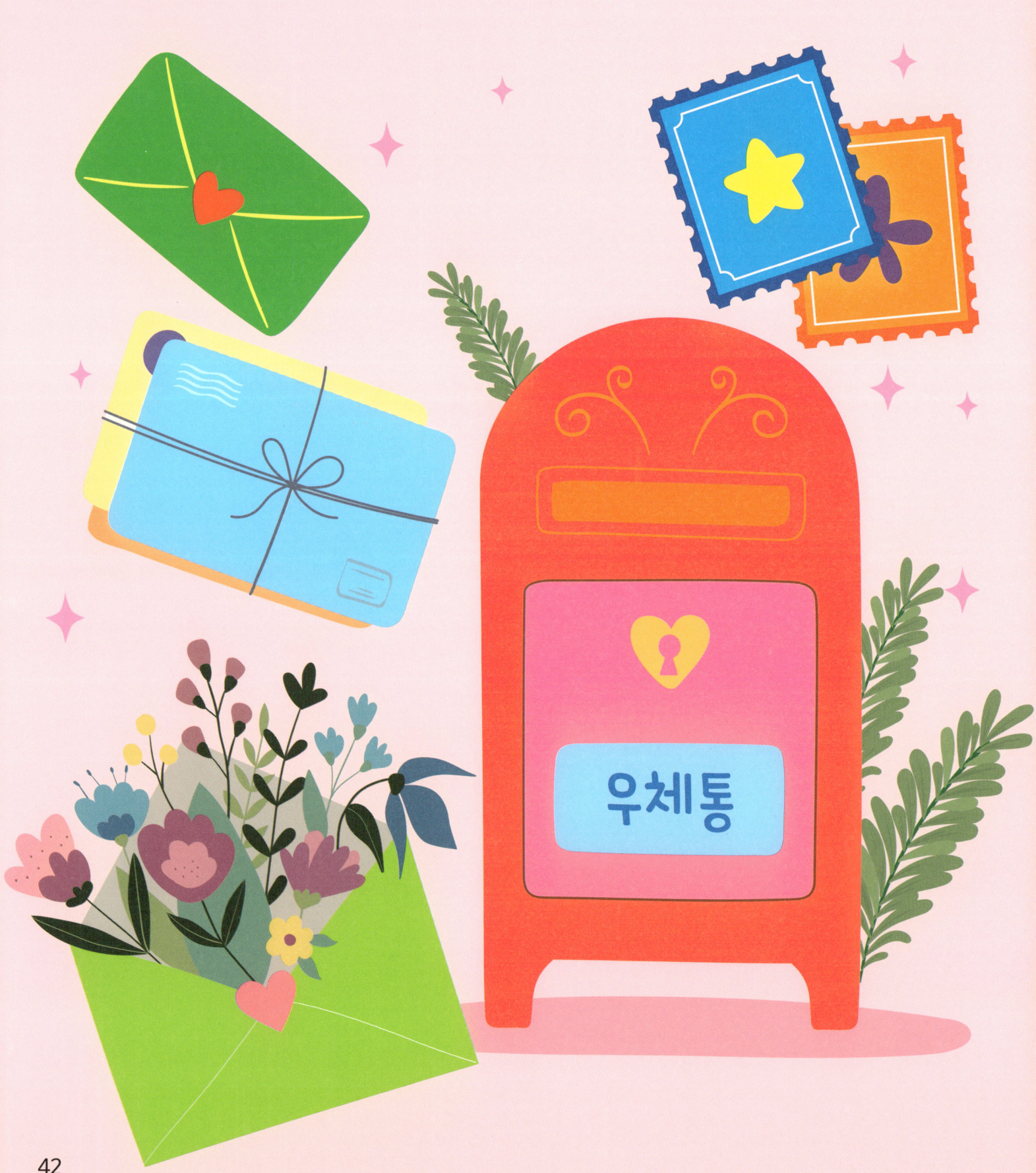

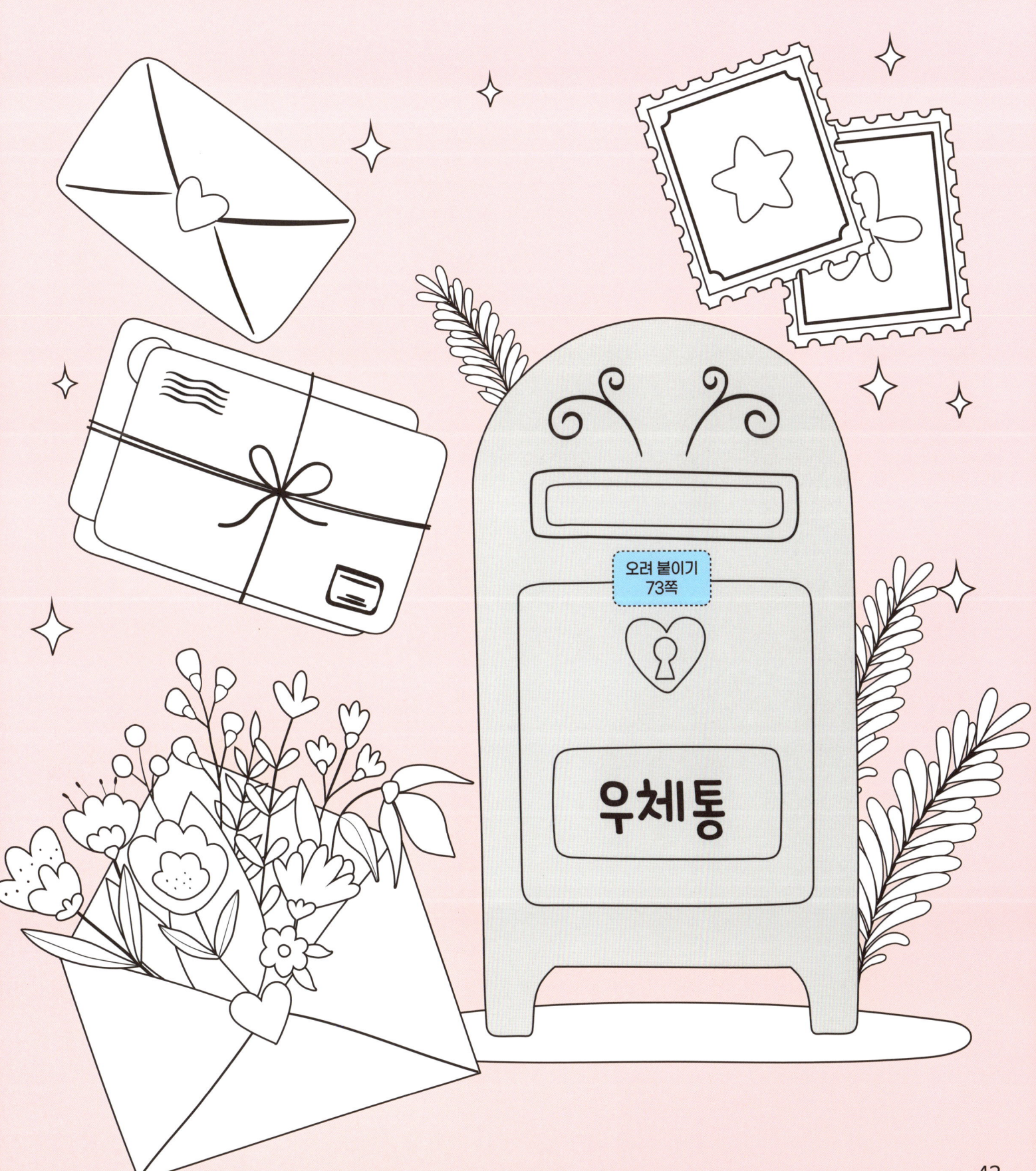

알록달록 나무

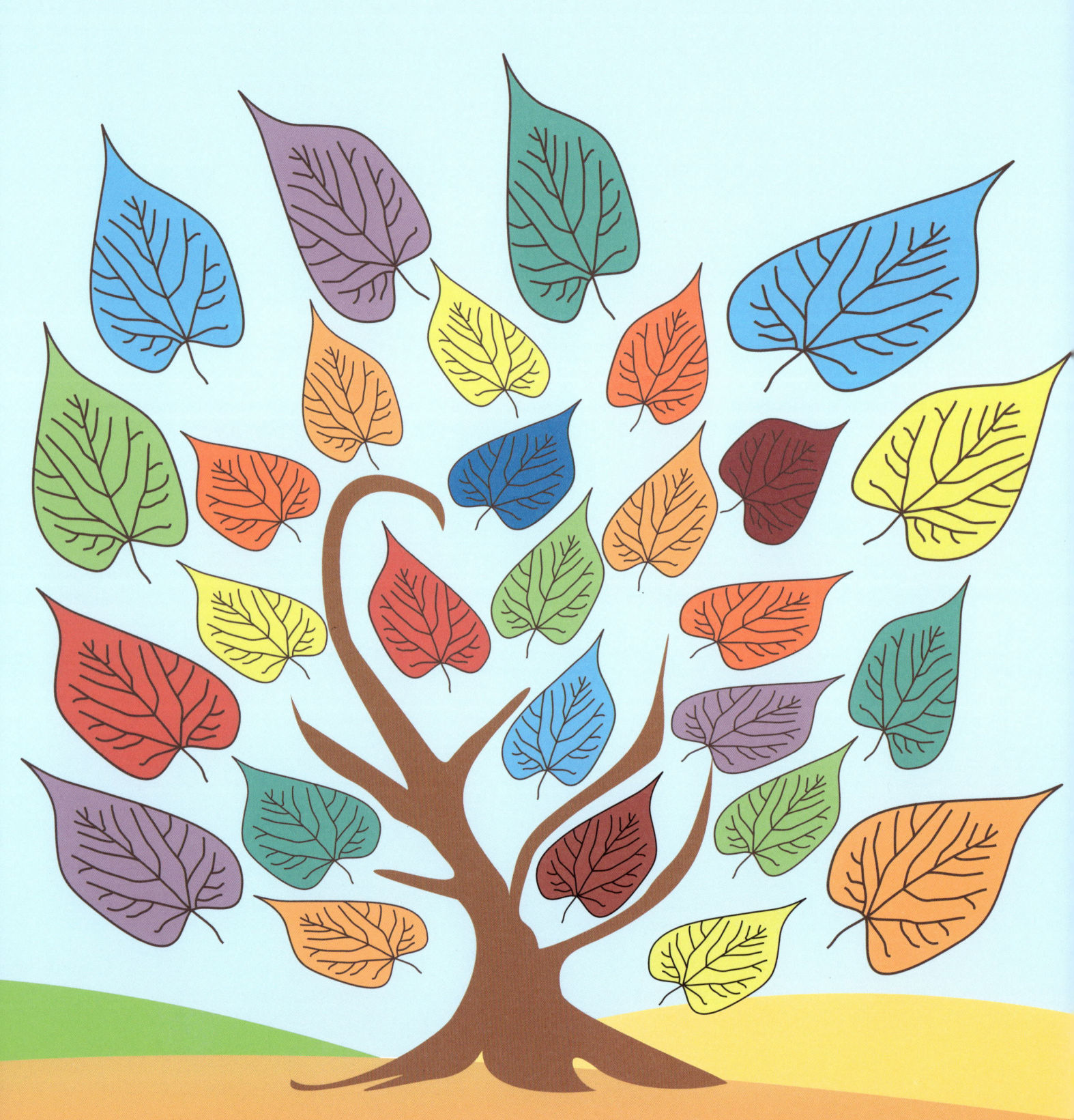

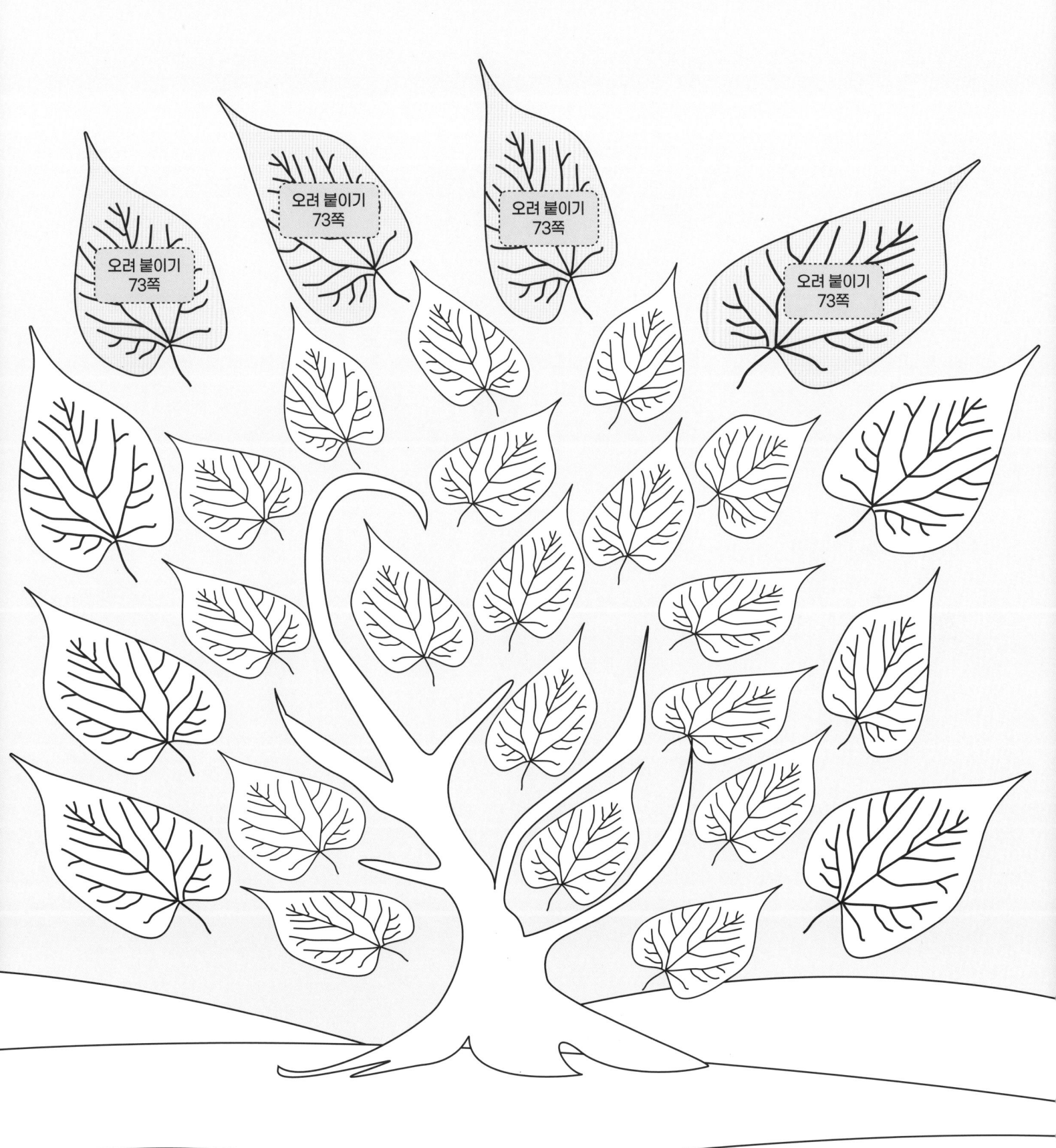

춤추는 기타

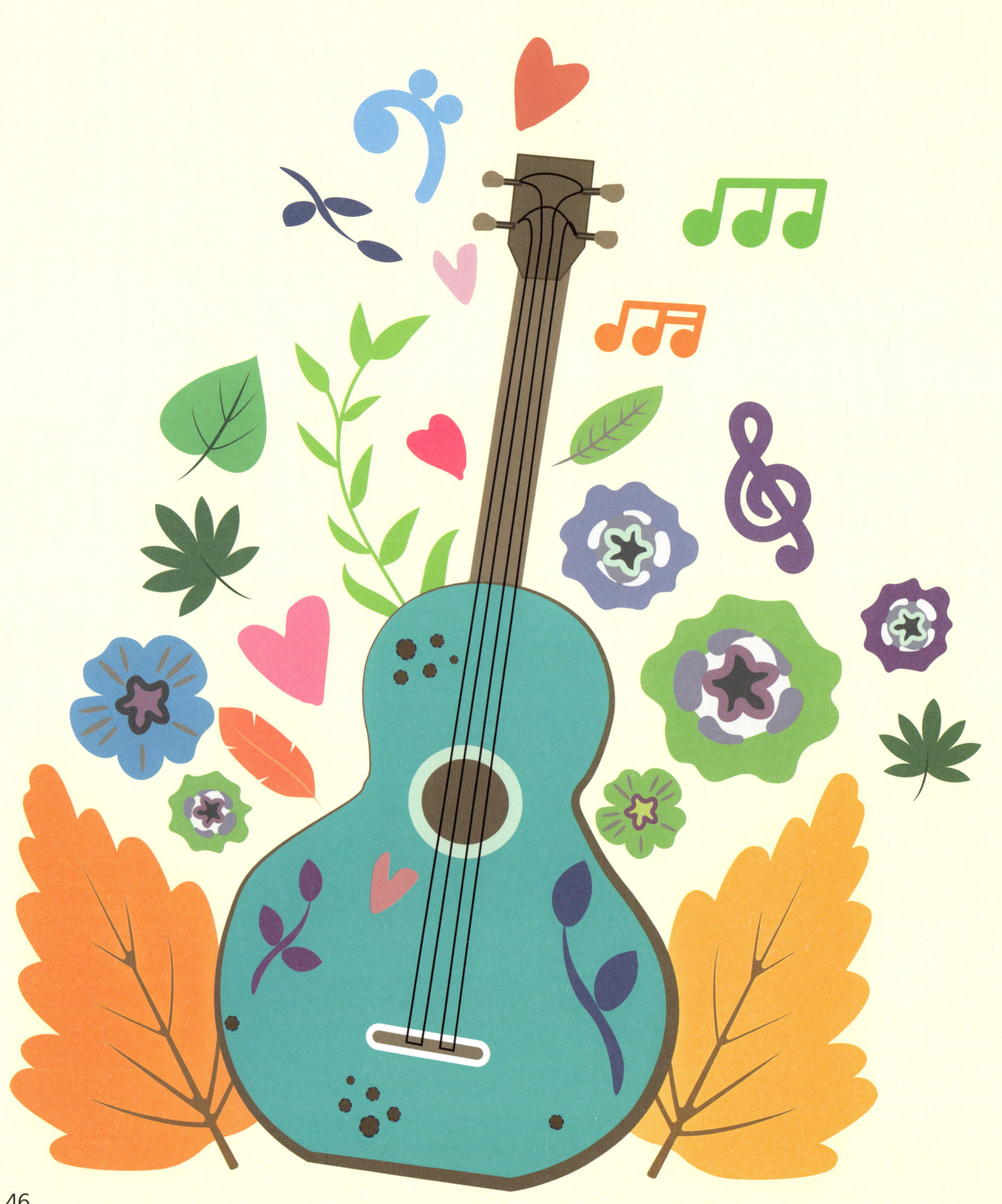

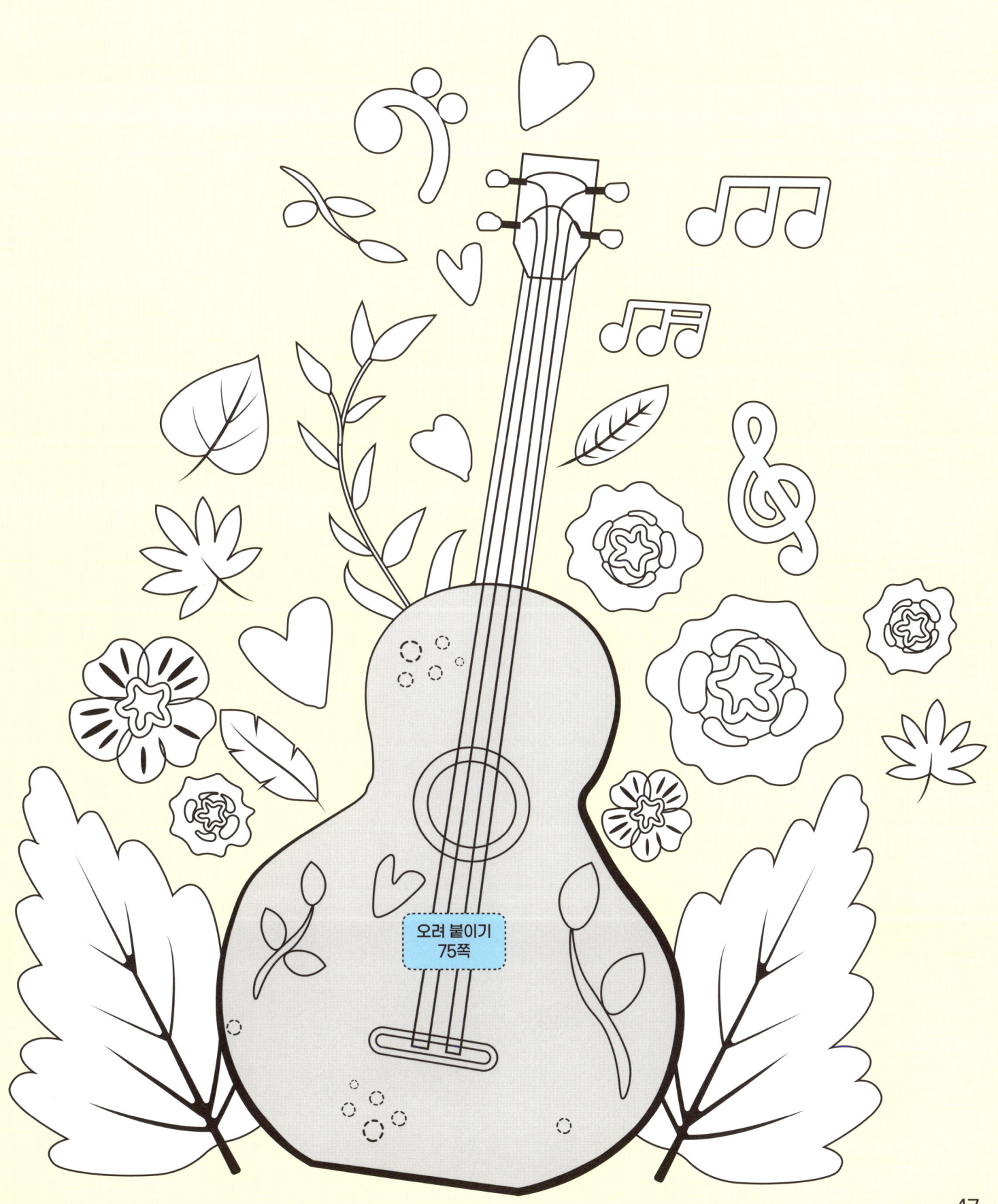

생일축하 파티

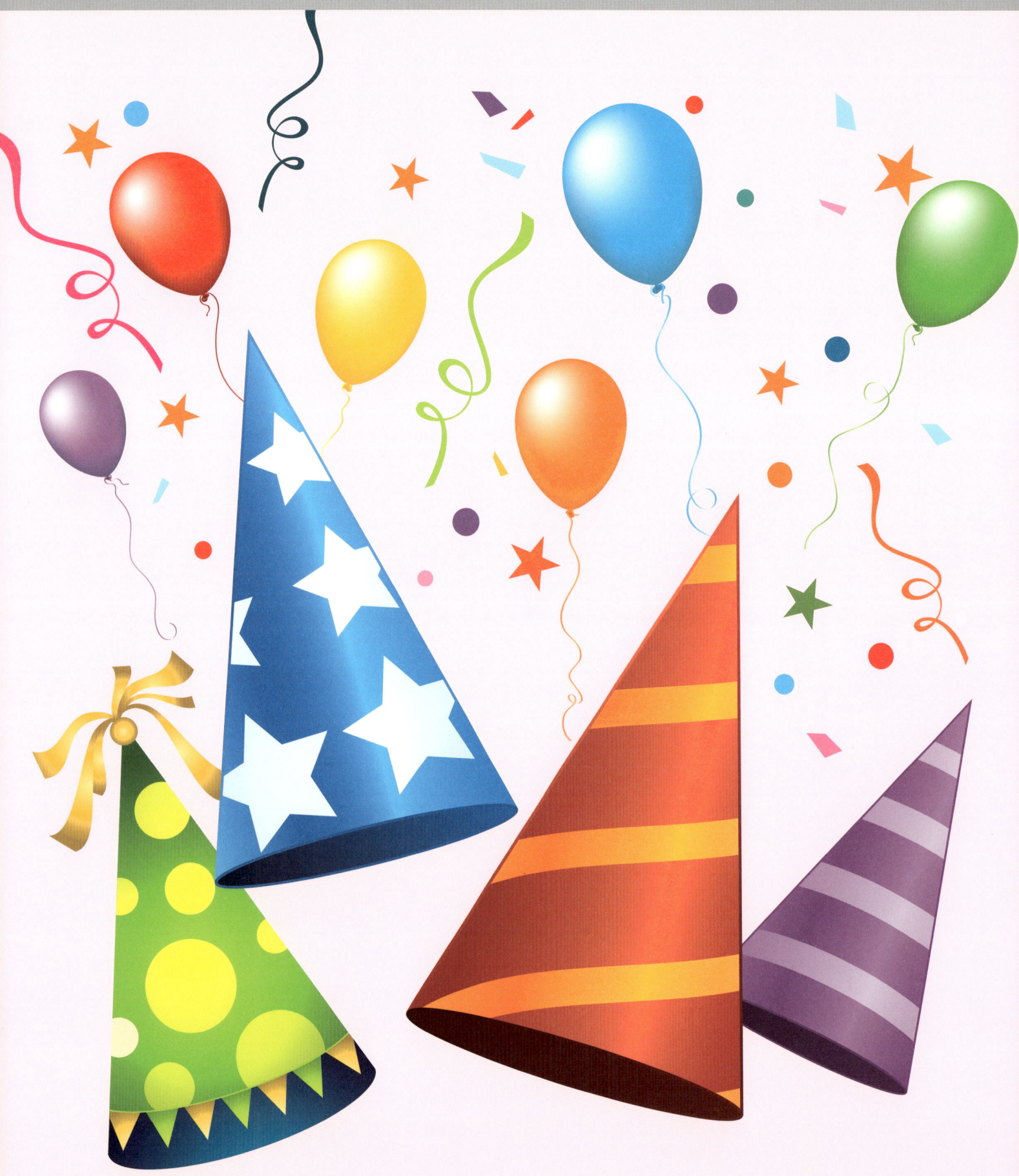

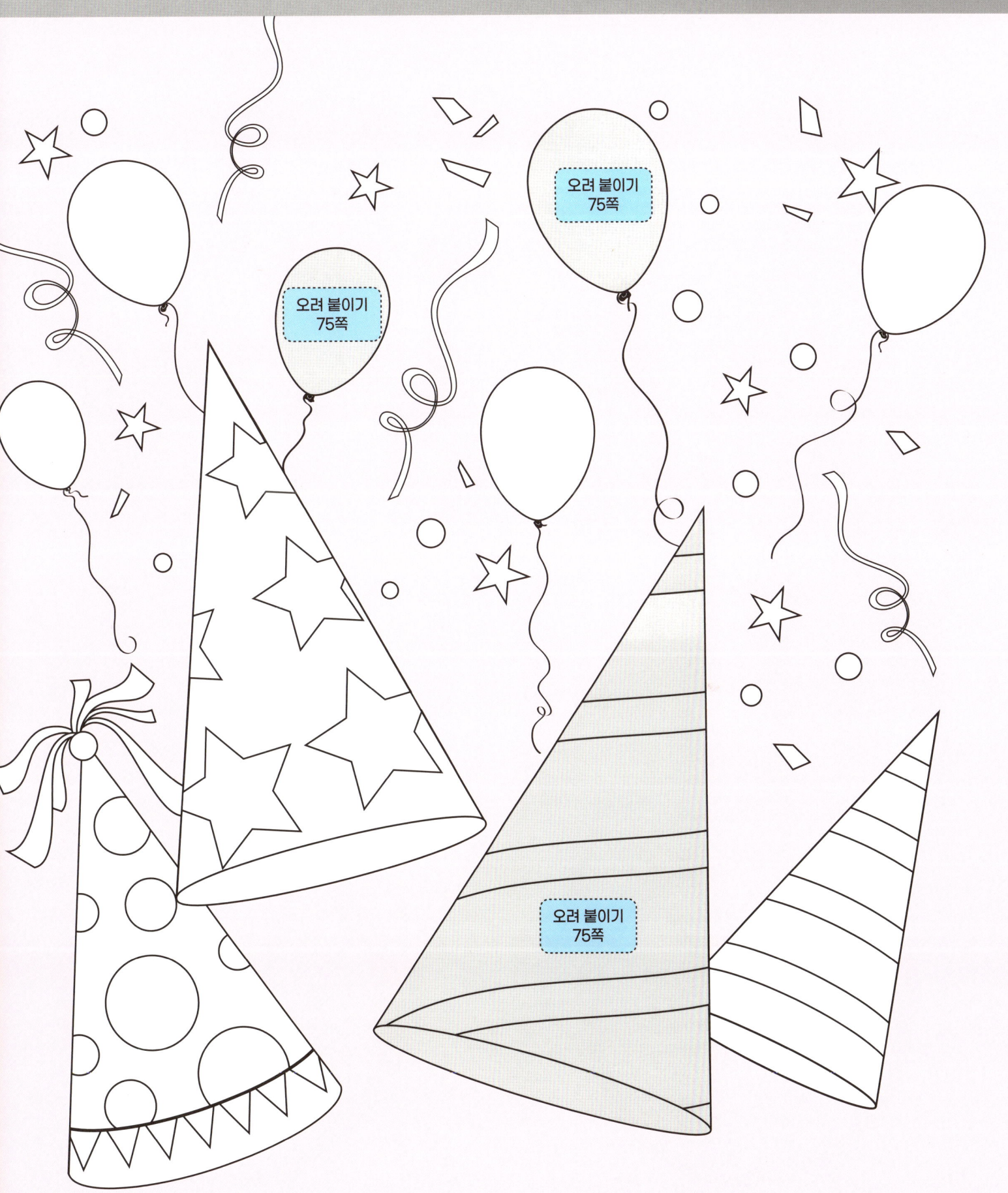

호박 가득 자전거

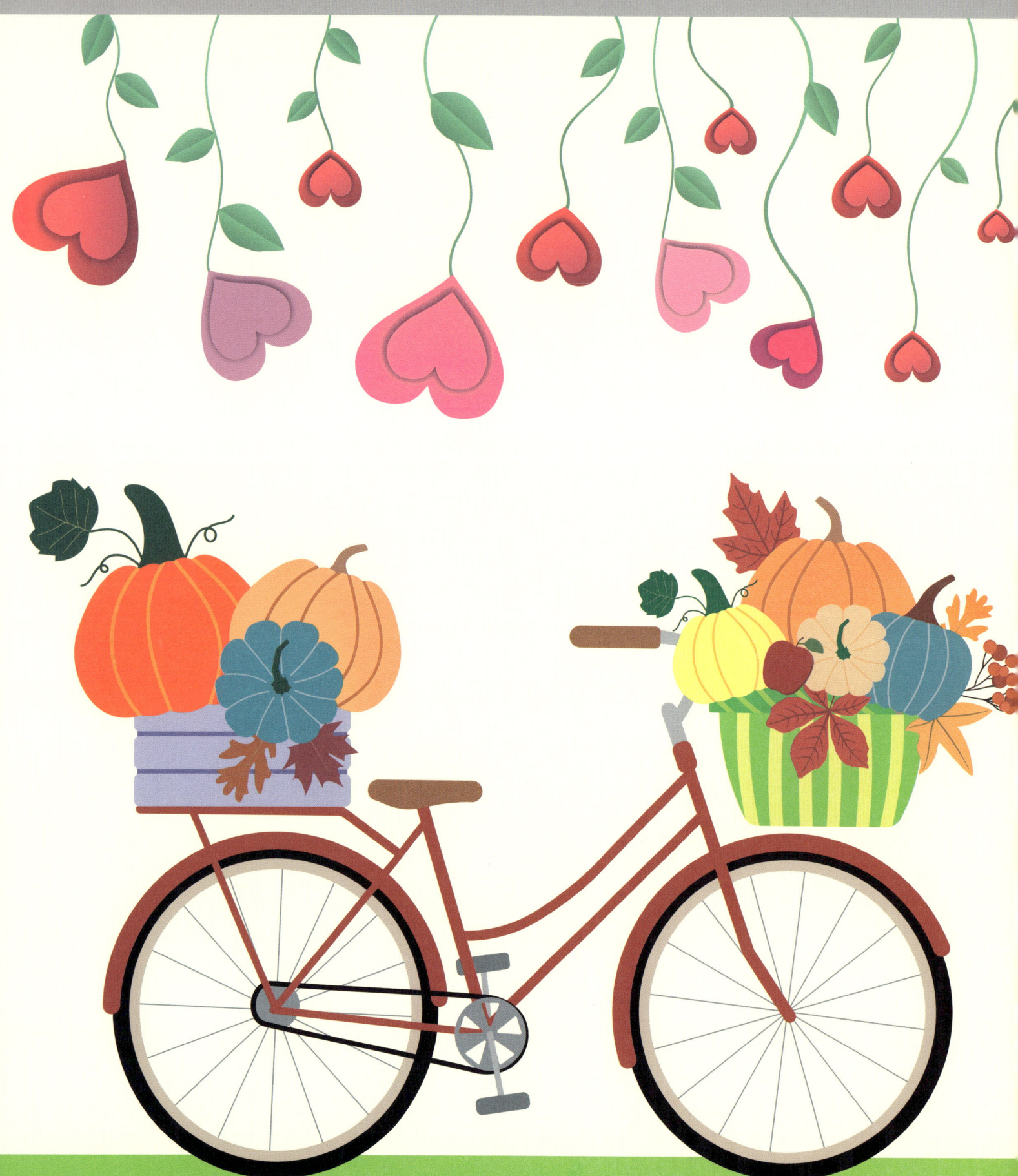

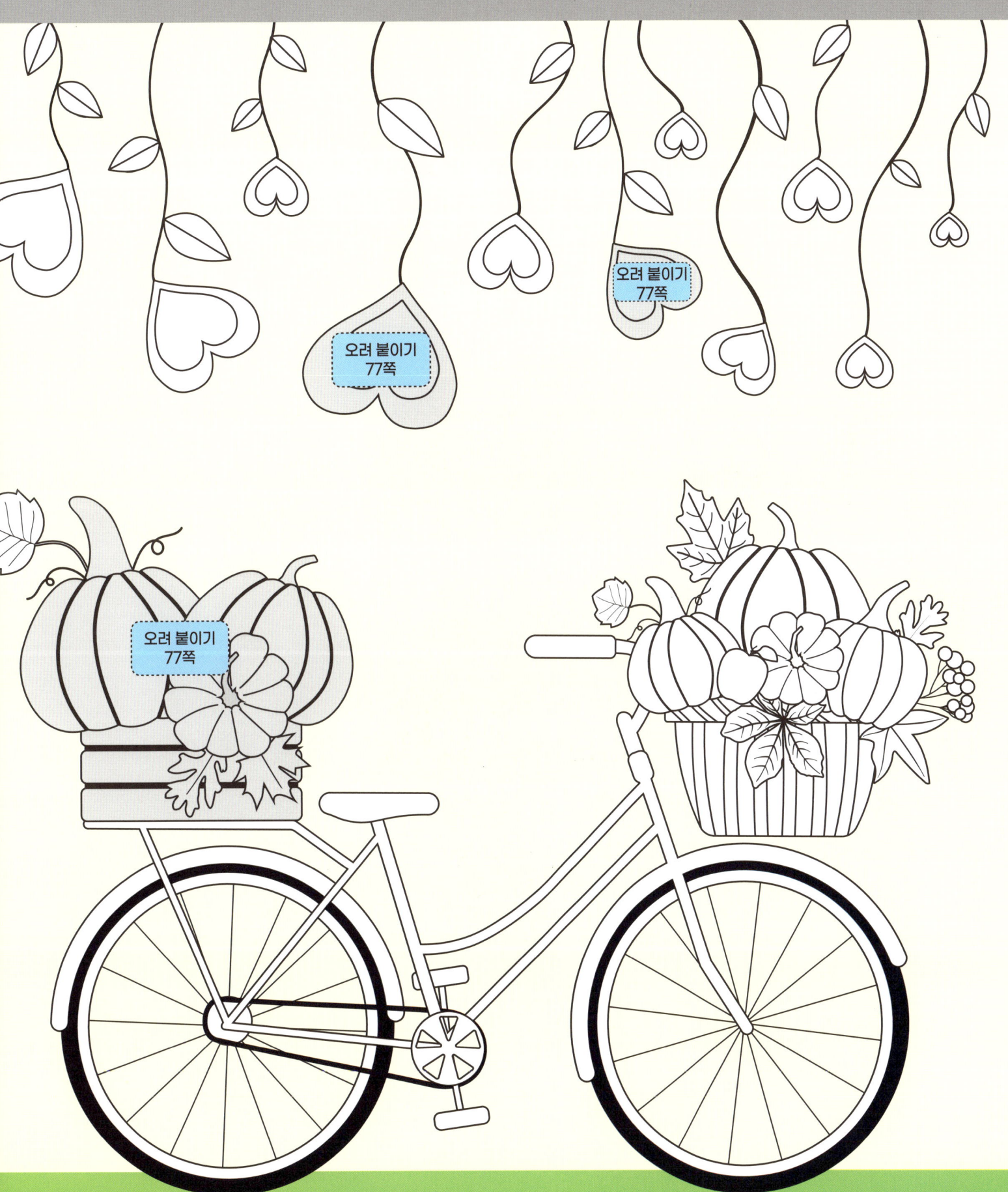

행운의 복주머니

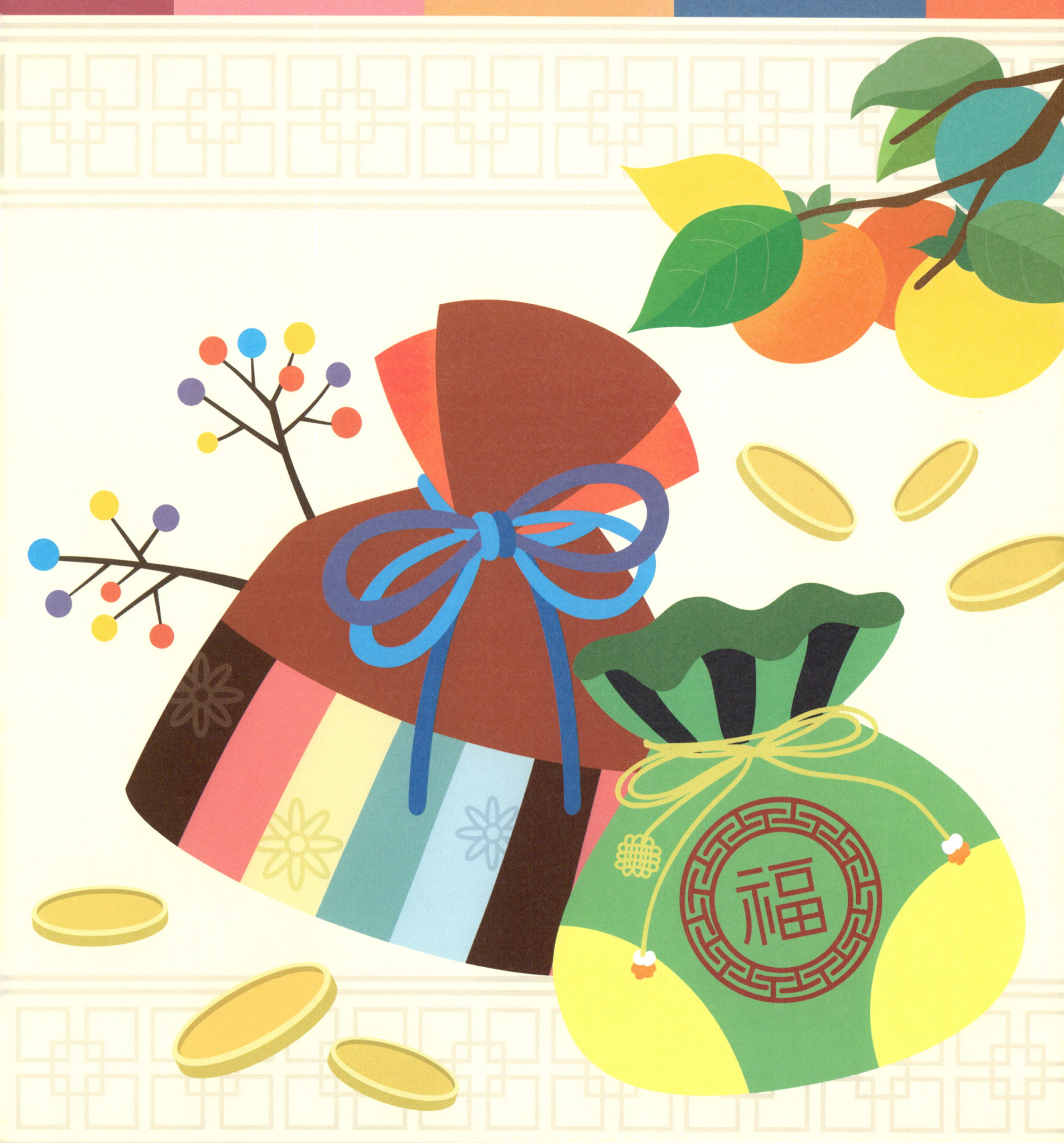

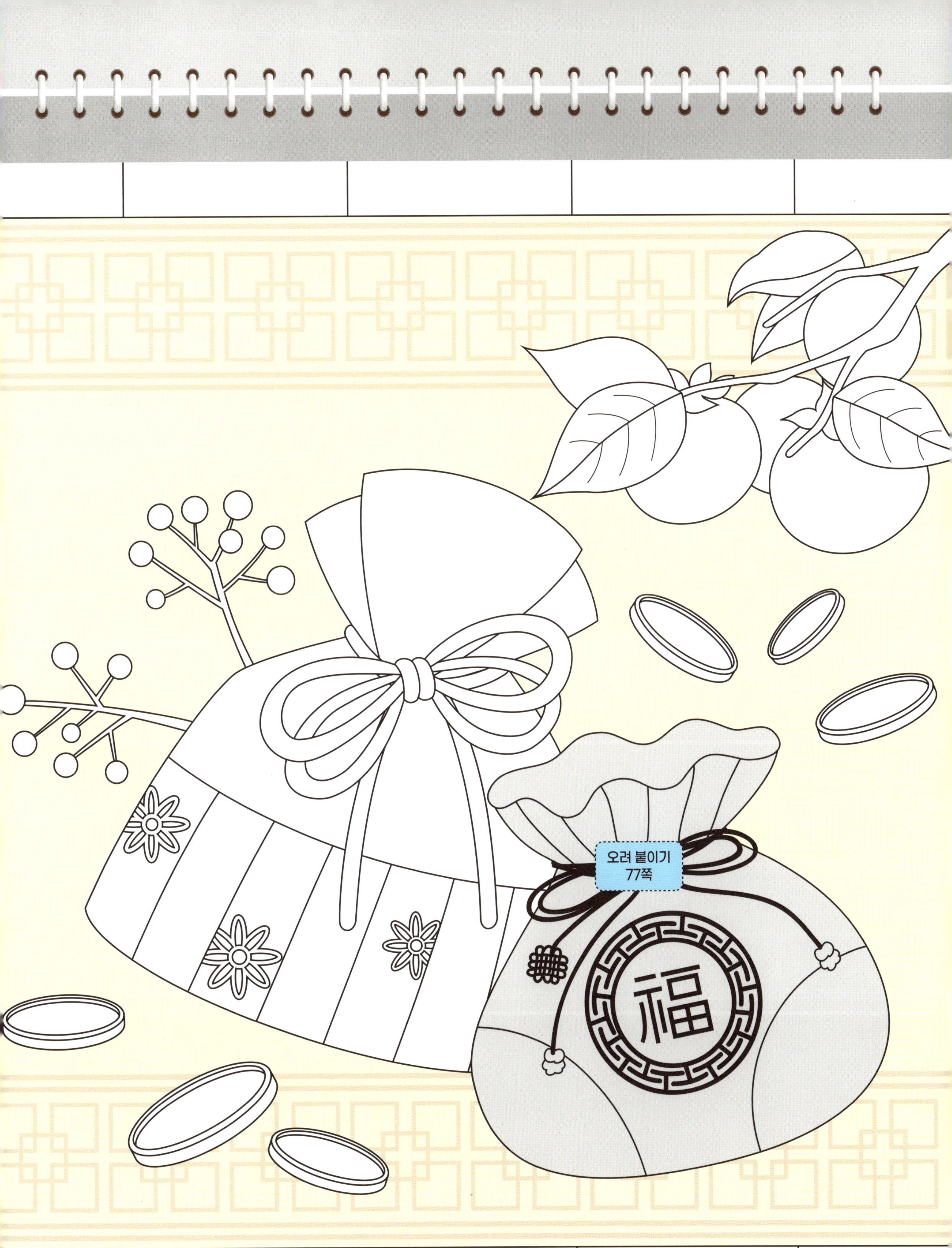

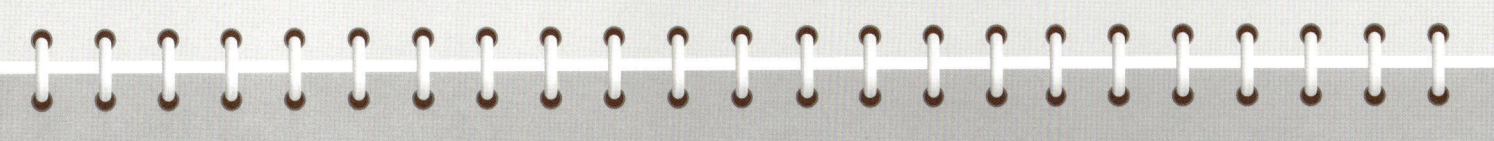

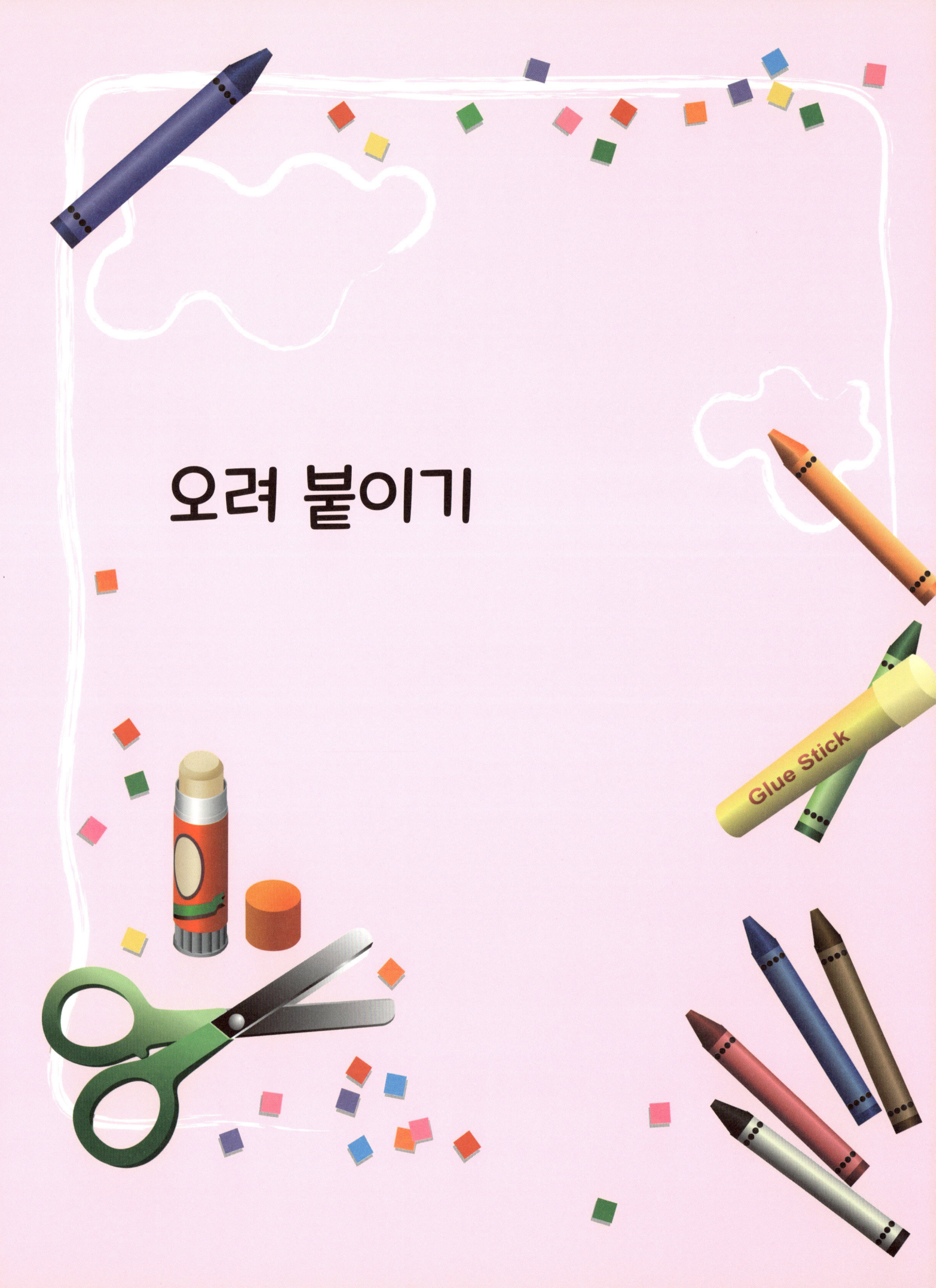

오려 붙이기

사랑스런 병아리

행복한 오누이

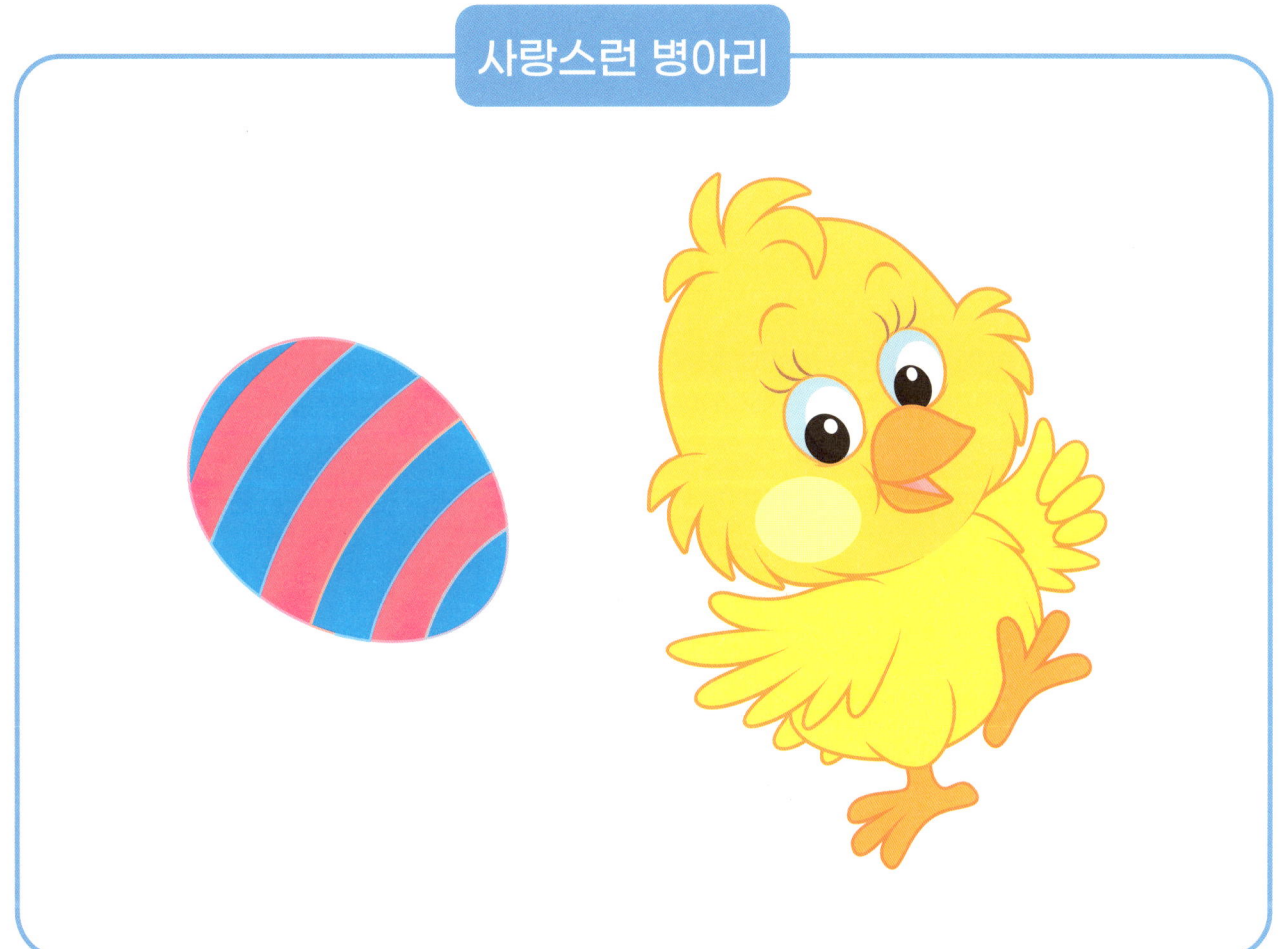

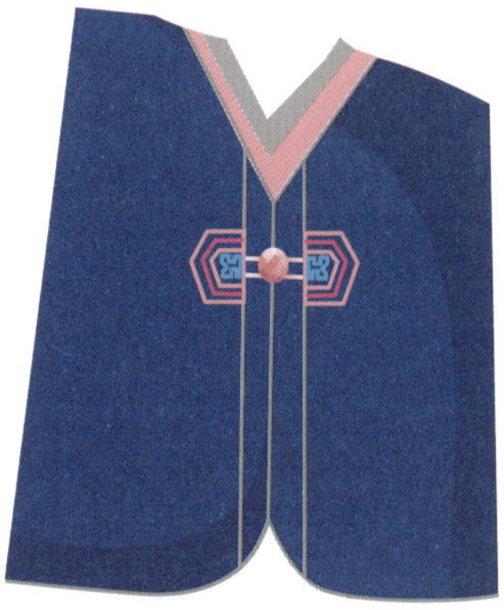

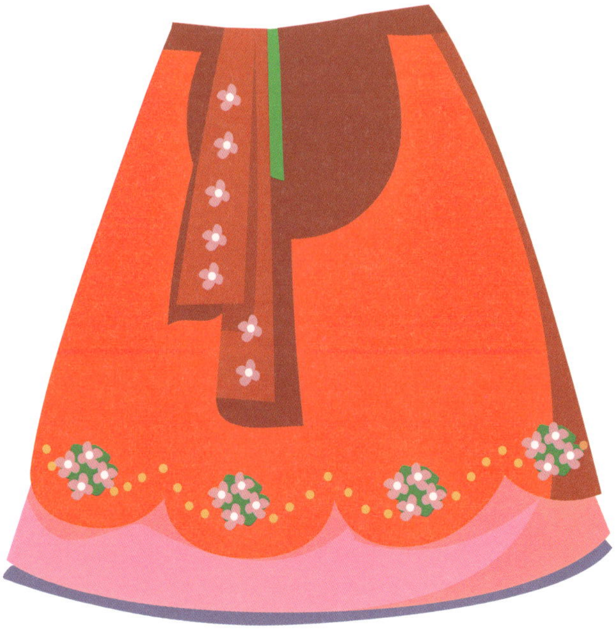

주렁주렁 사과

하늘속 우산

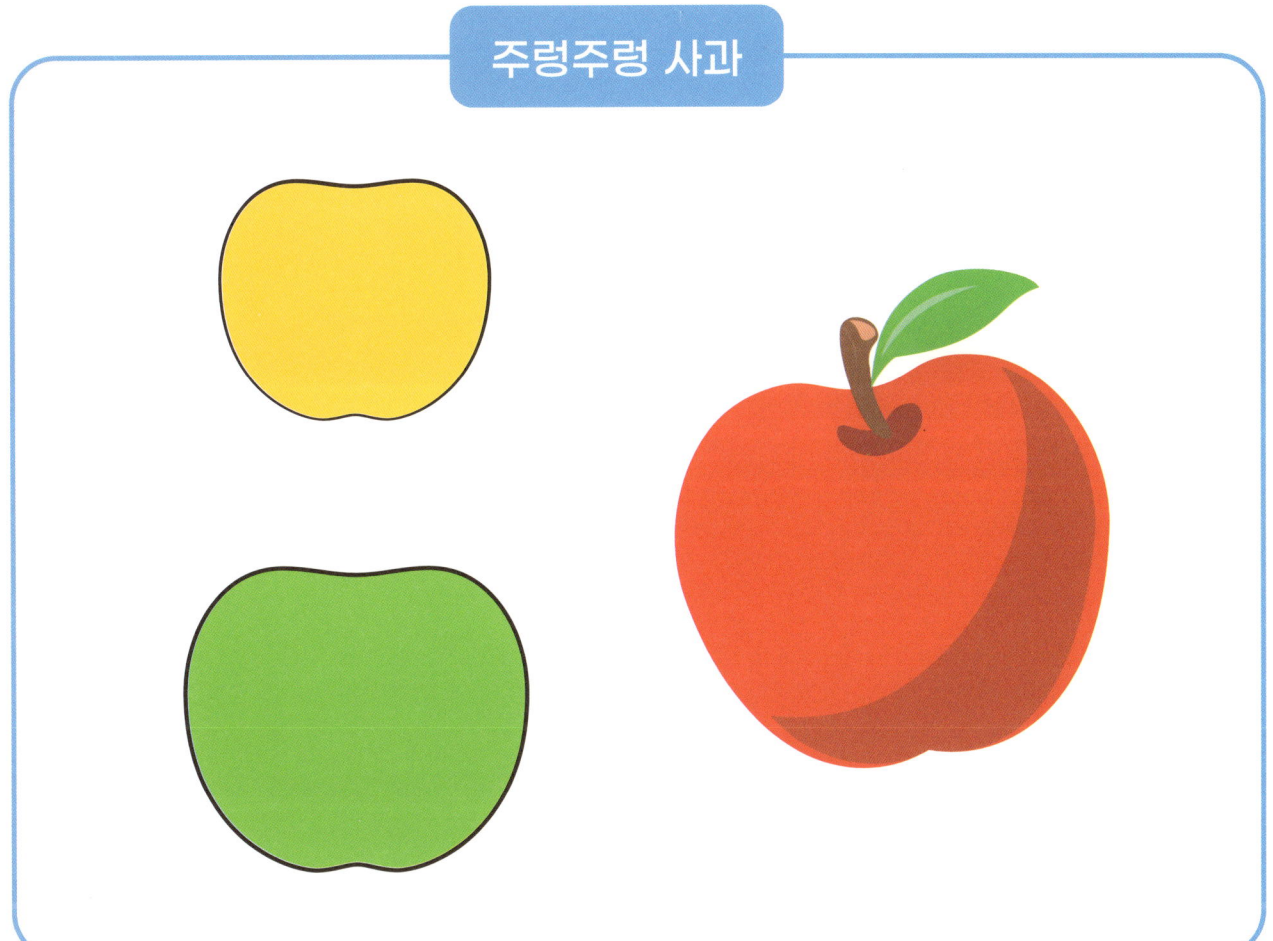

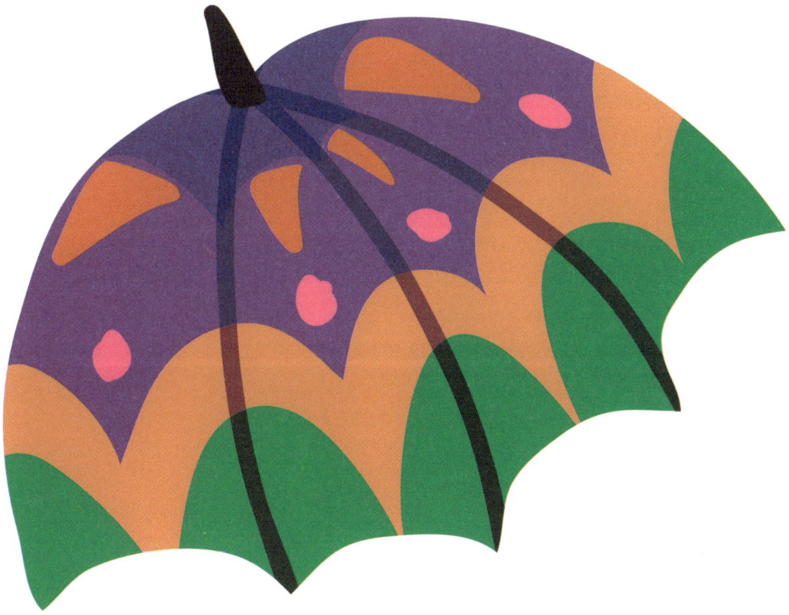

풀칠하는 곳

알록달록 나비

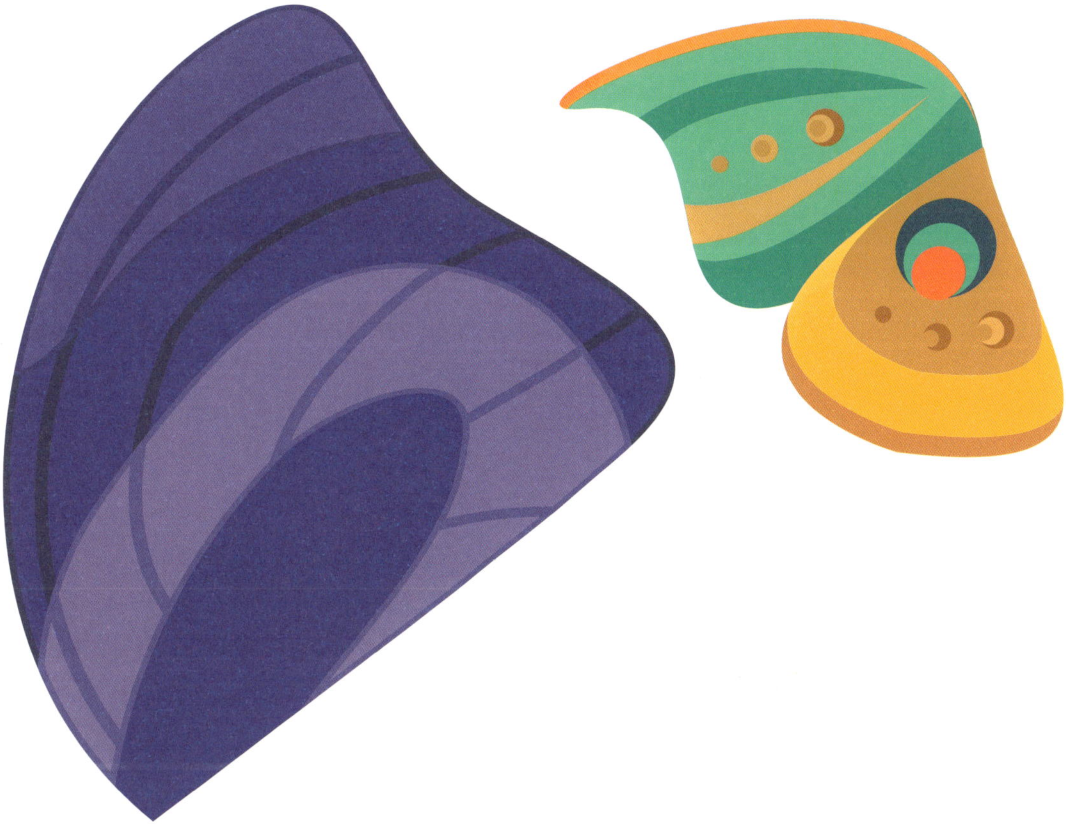

시원한 바람

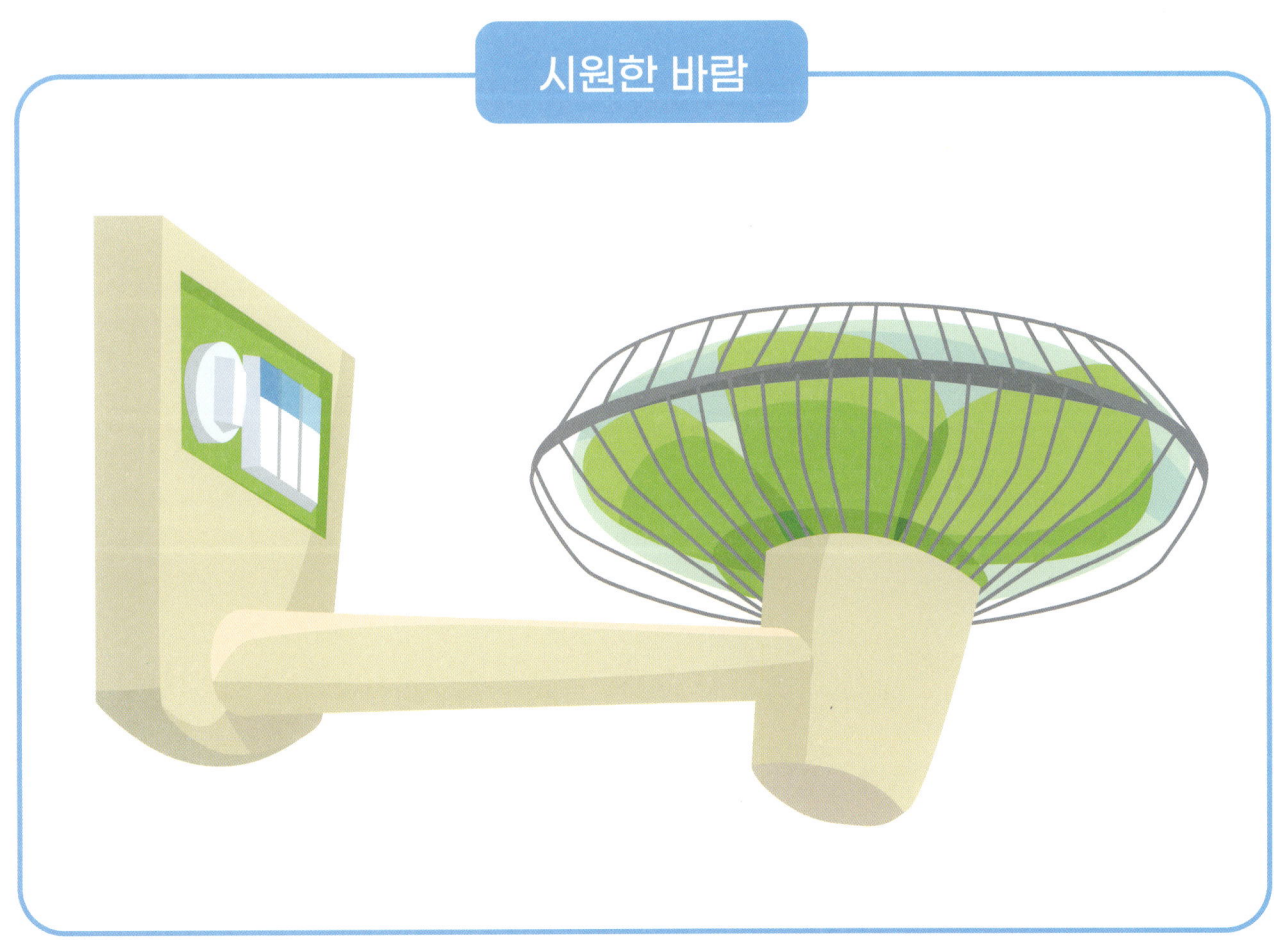

풀칠하는 곳

화려한 공작새

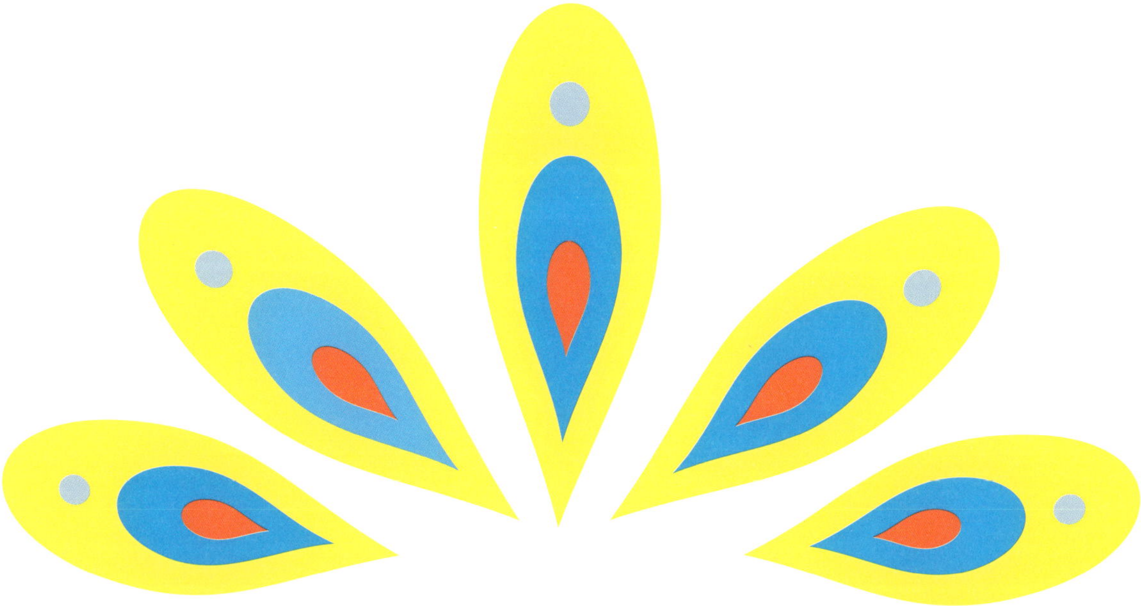

장화신은 꽃

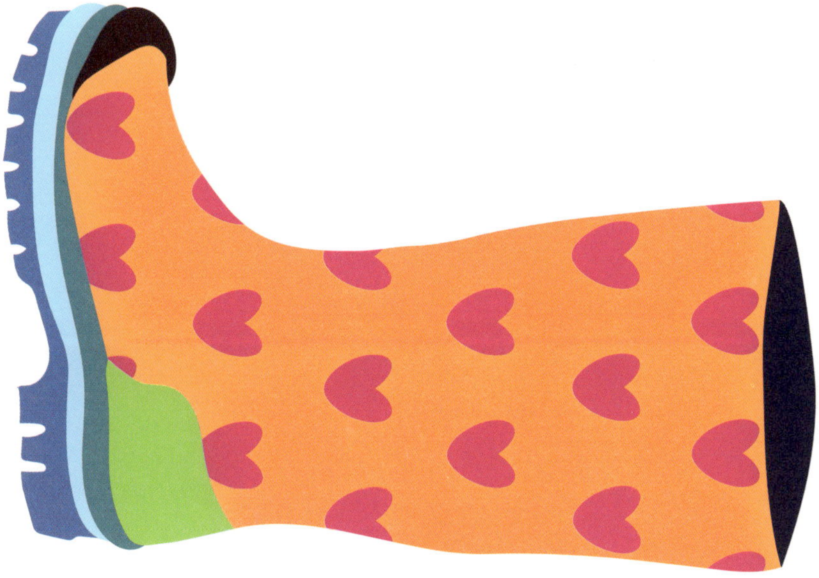

풀칠하는 곳

건강한 채소

향긋한 커피

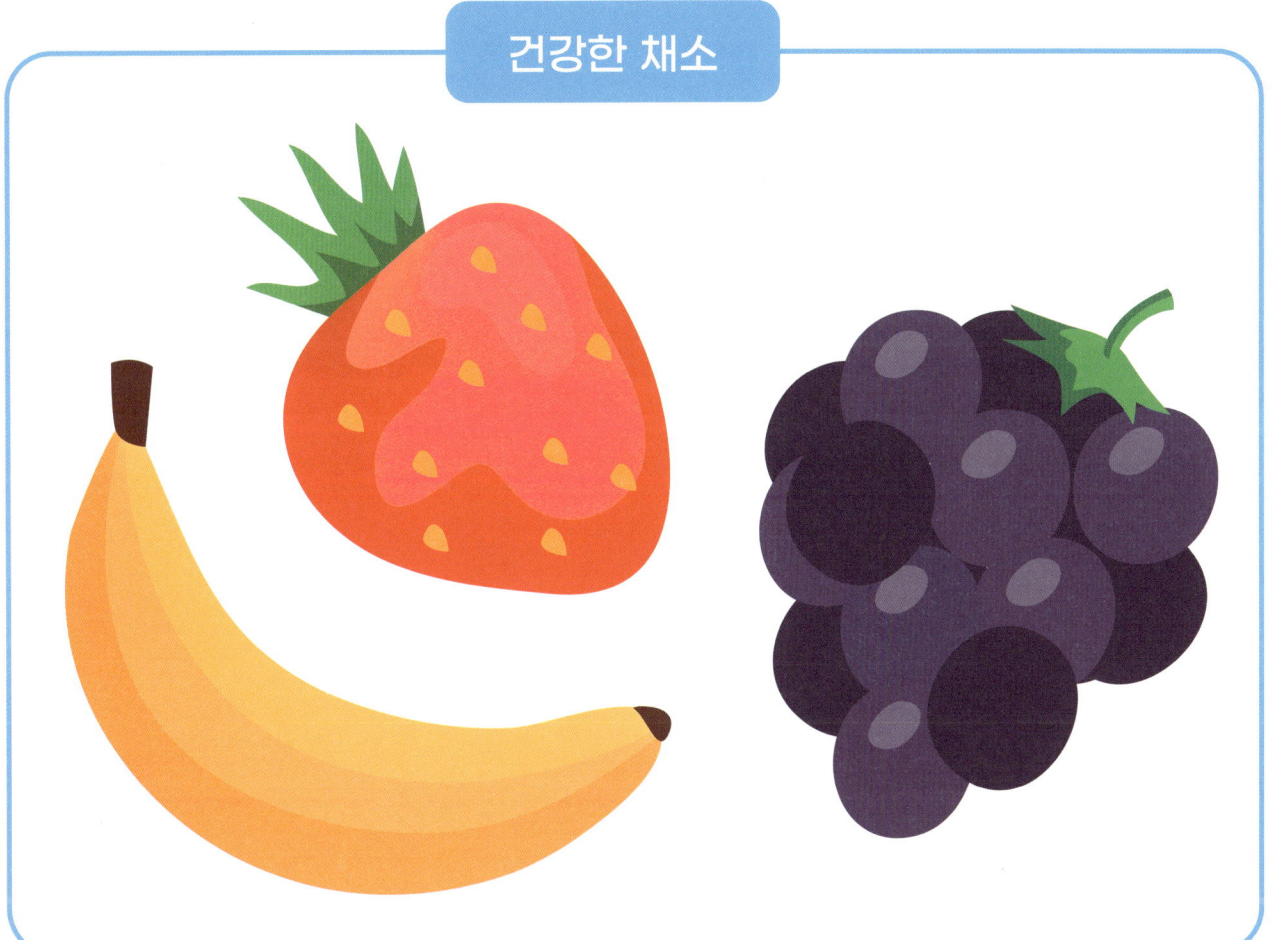

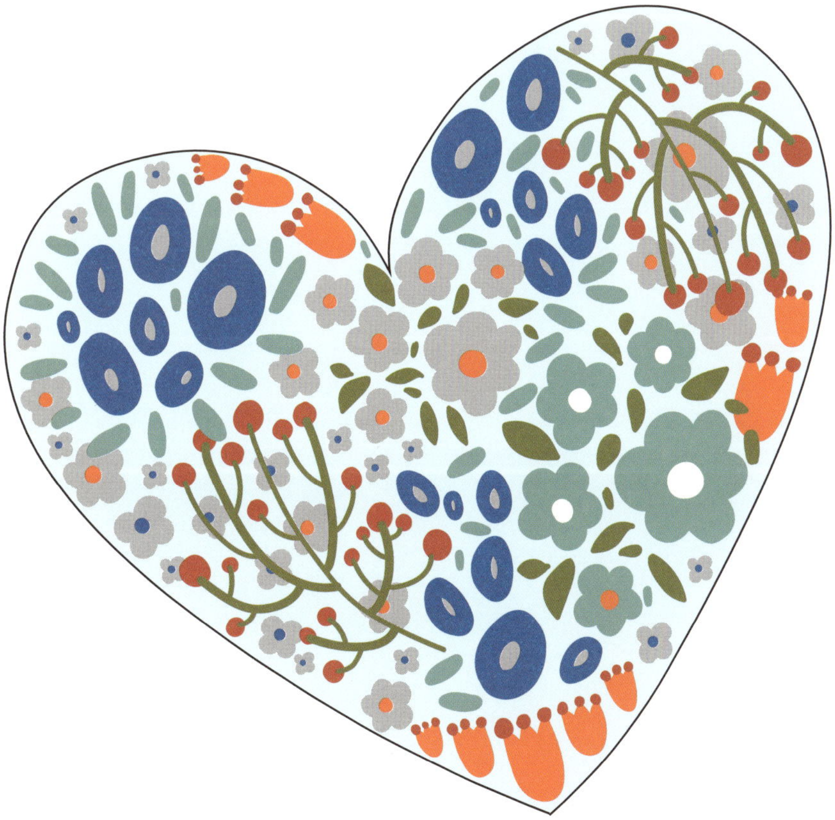

풀칠하는 곳

여유로운 달팽이

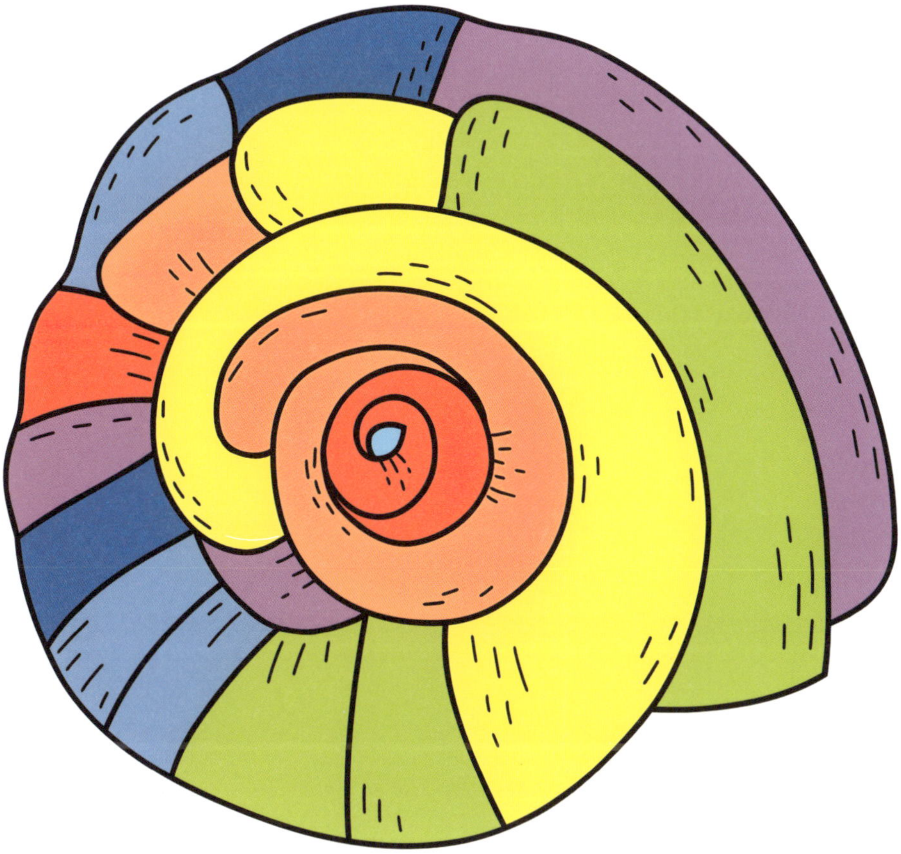

활짝 핀 해바라기

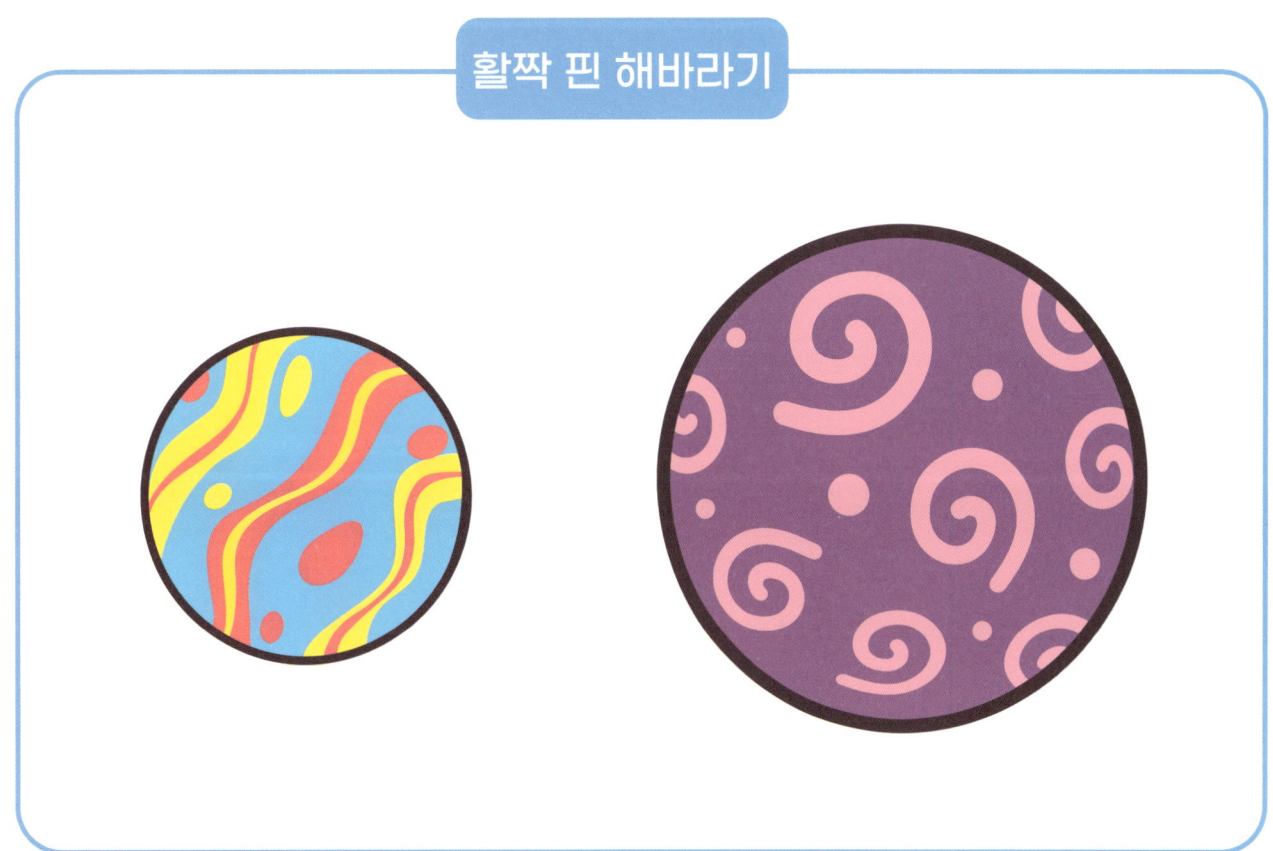

풀칠하는 곳

달달 아이스크림

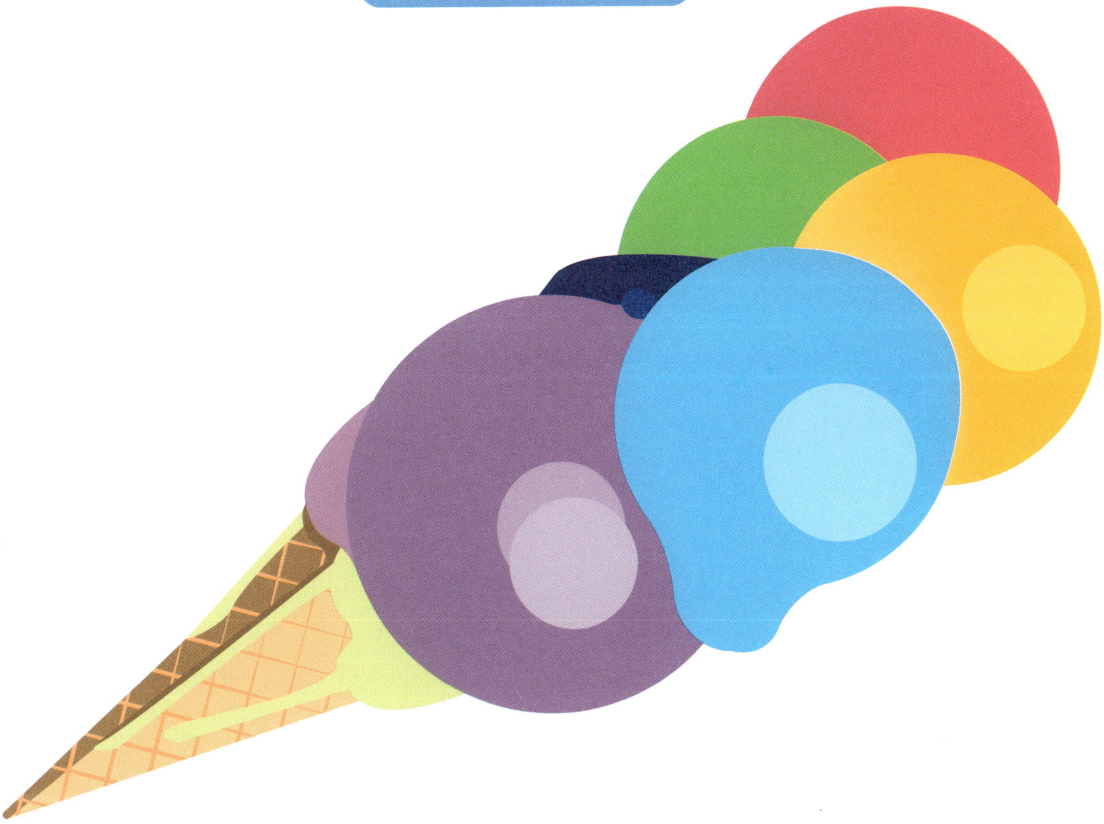

친구와 고기잡이

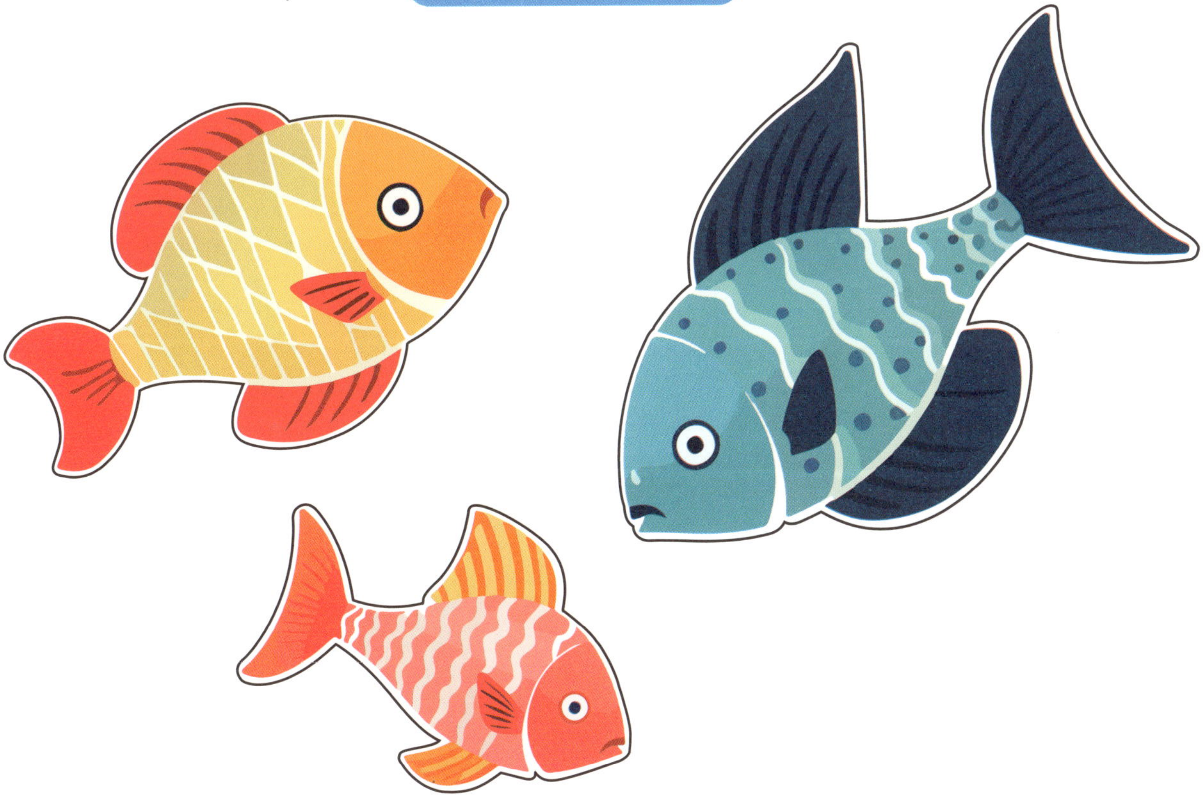

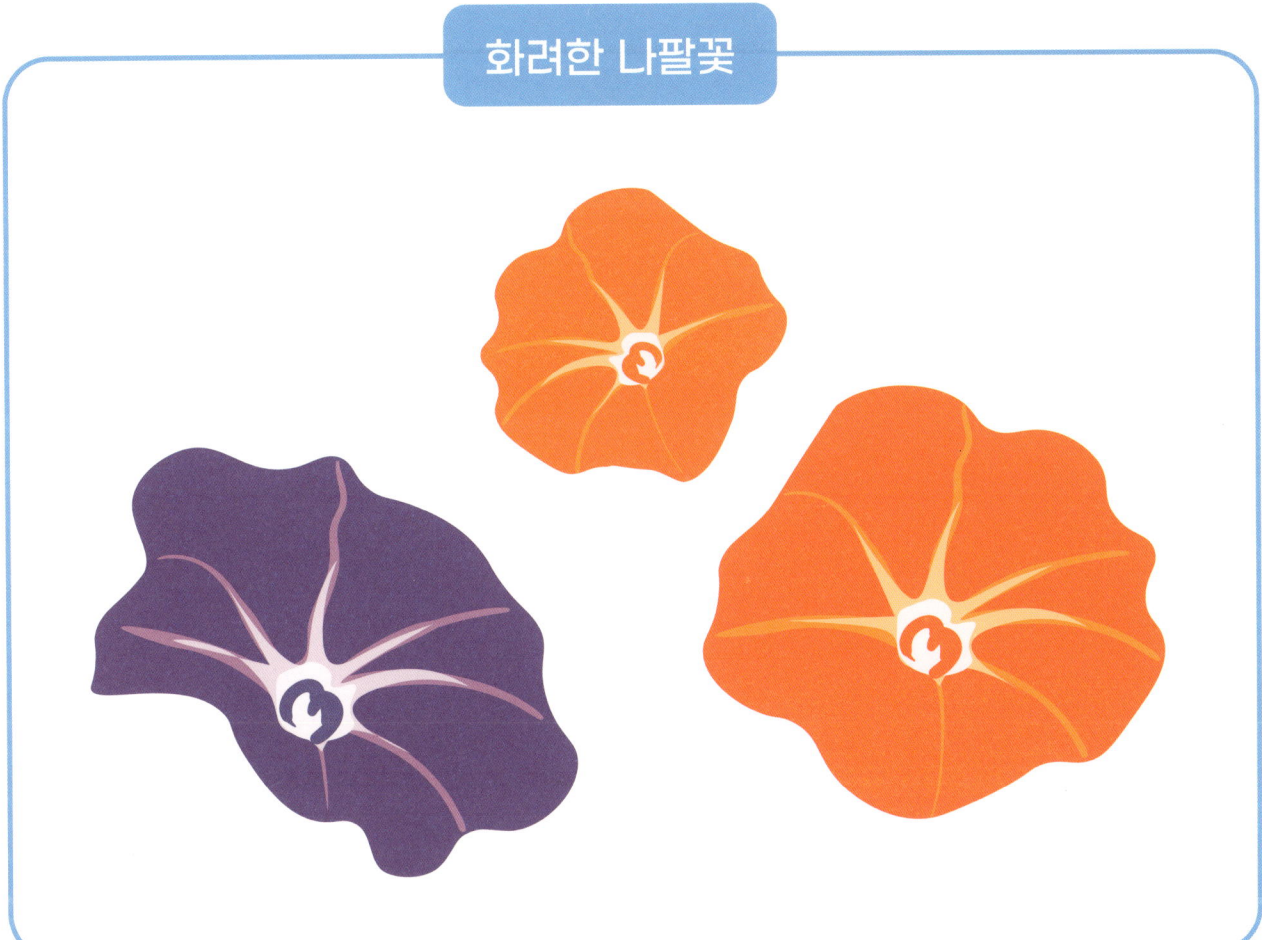

화려한 나팔꽃

달콤한 케익

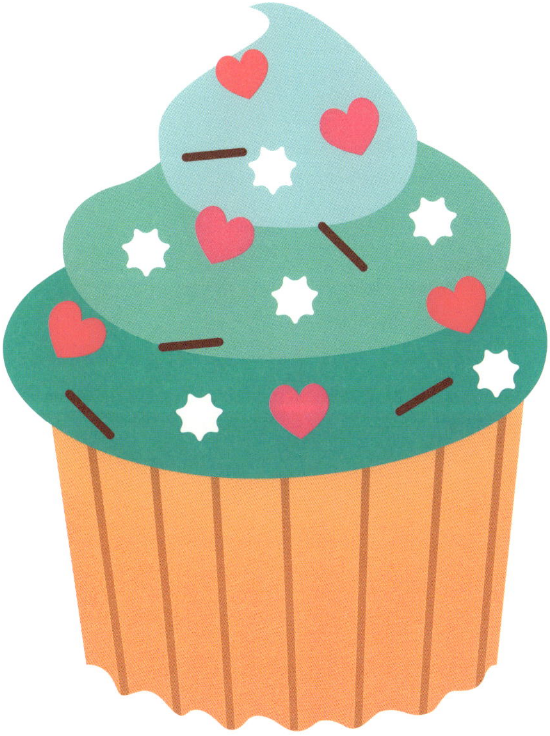

풀칠하는 곳

둥실둥실 고래

하늘 위 연날리기

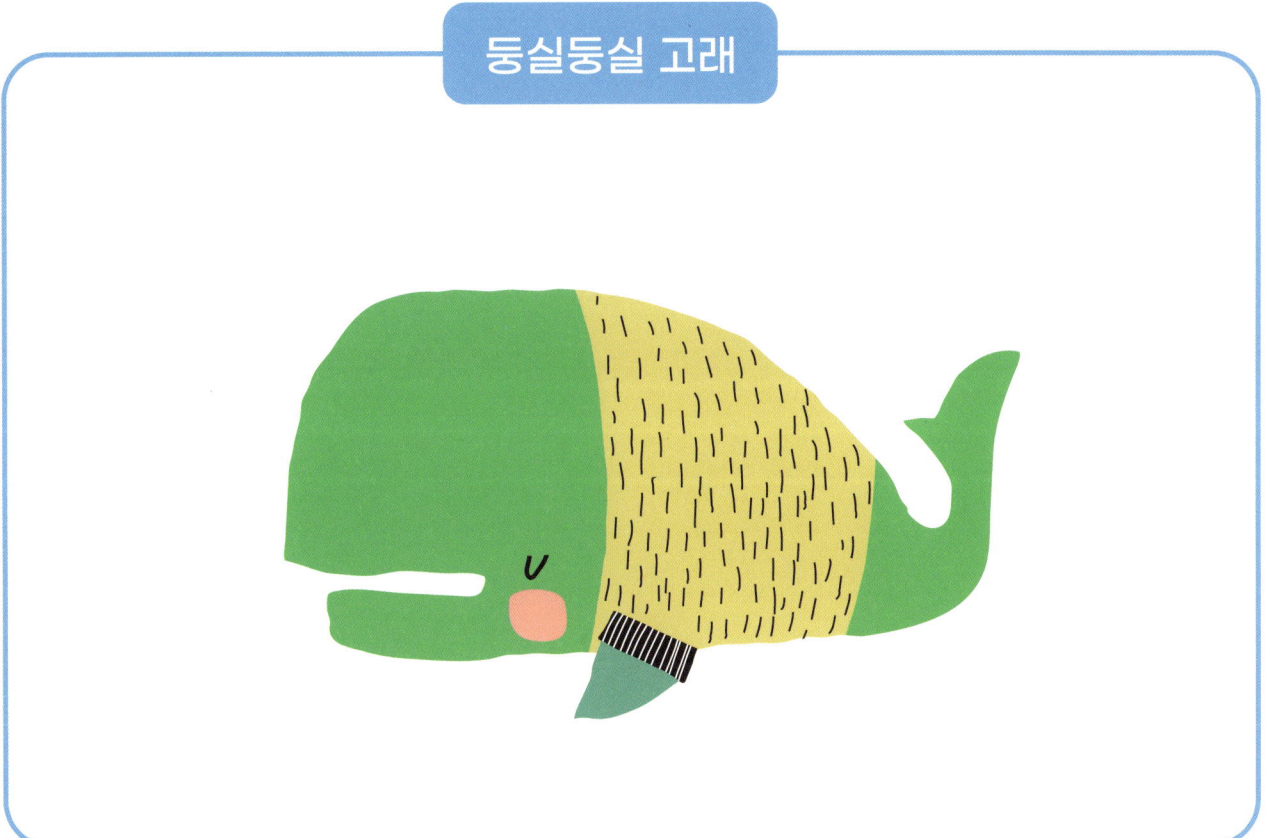

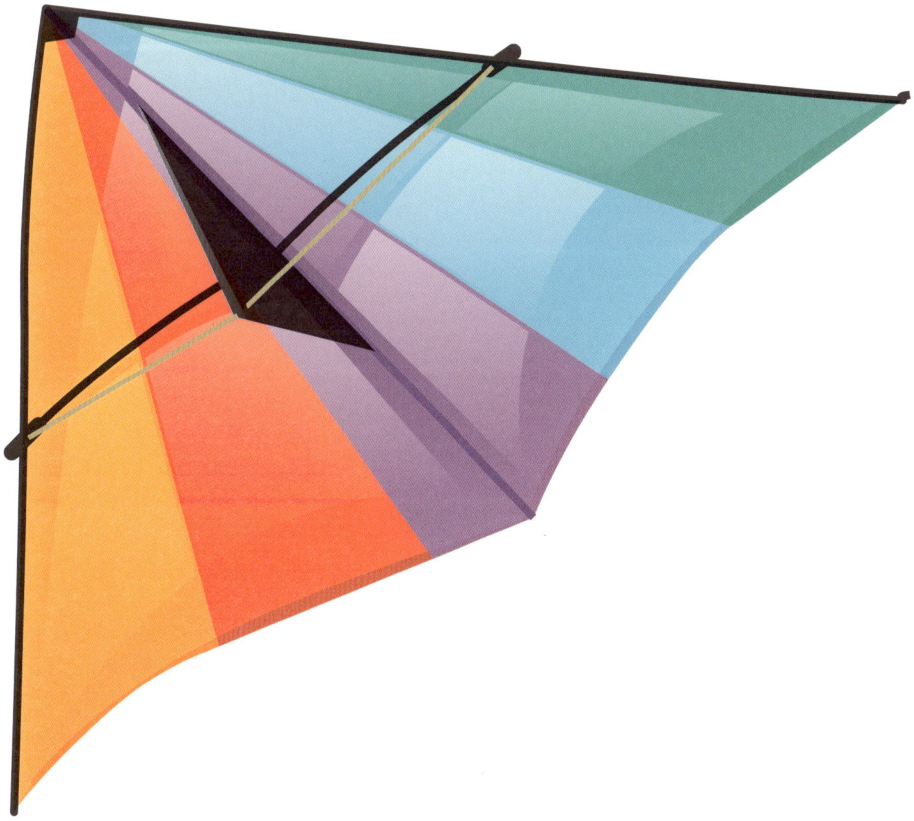

풀칠하는 곳

사랑의 우체통

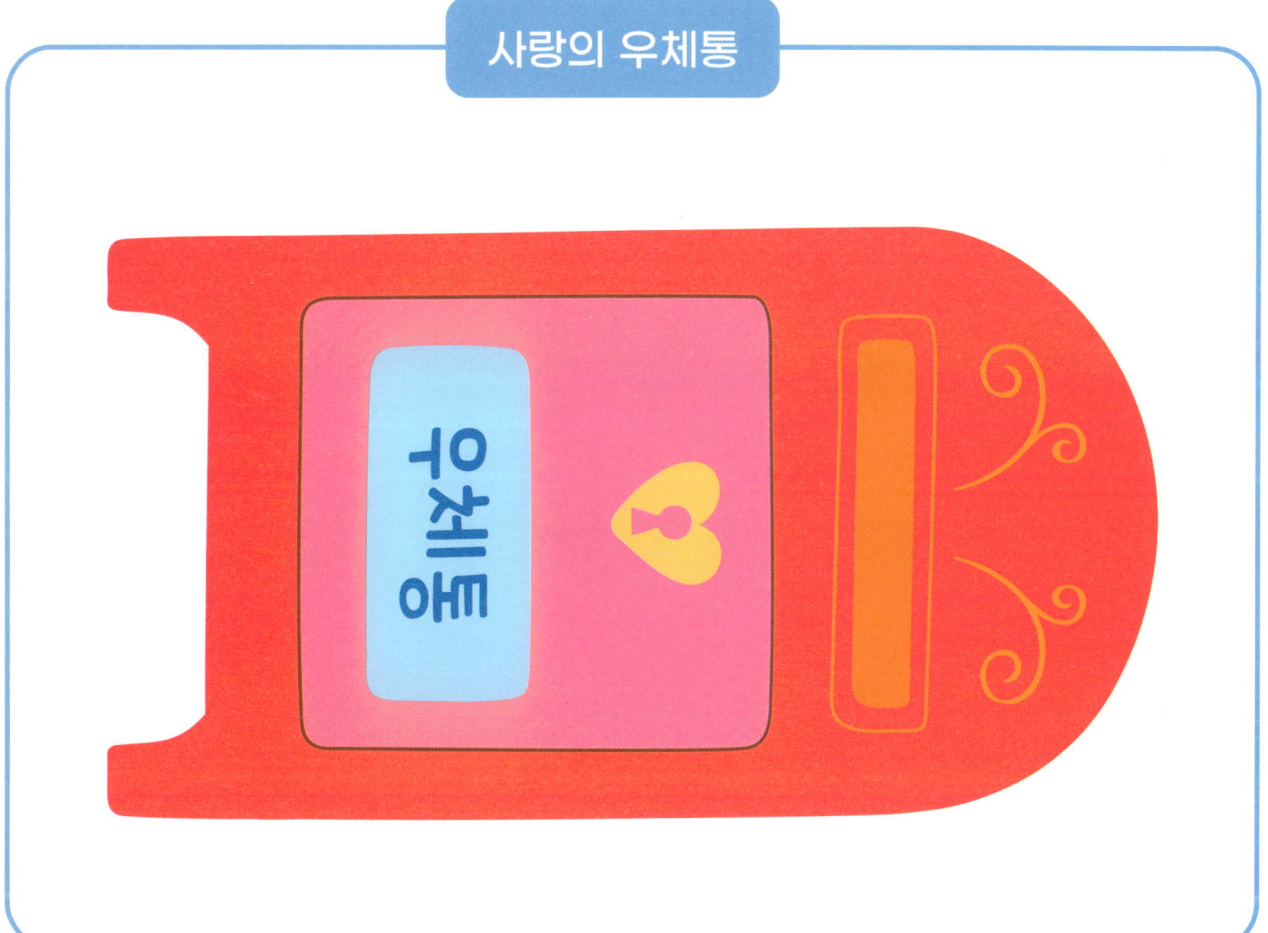

알록달록 나무

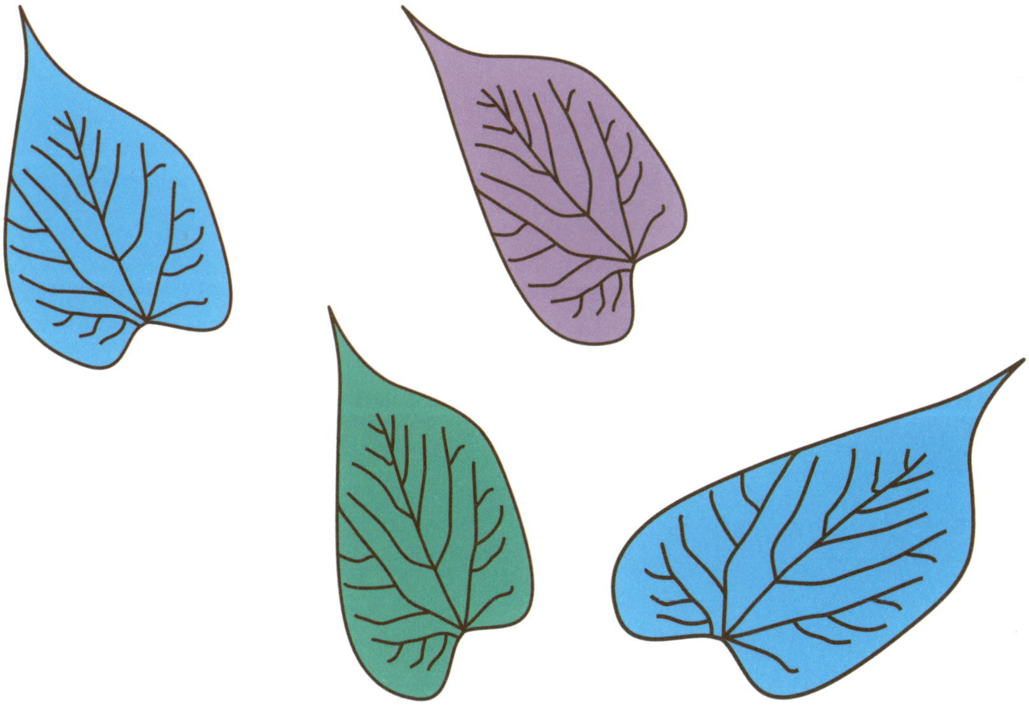

풀칠하는 곳

춤추는 기타

생일축하 파티

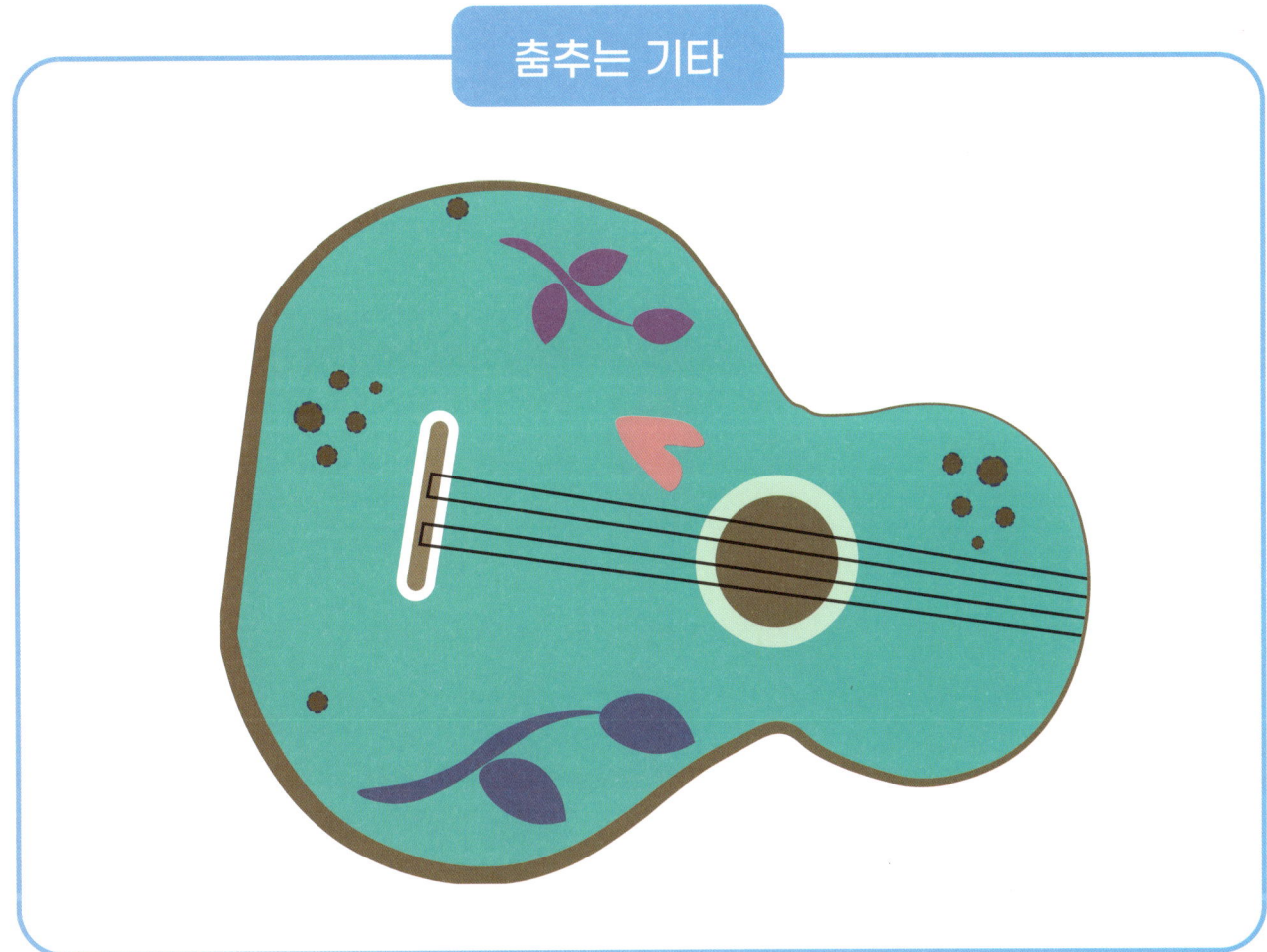

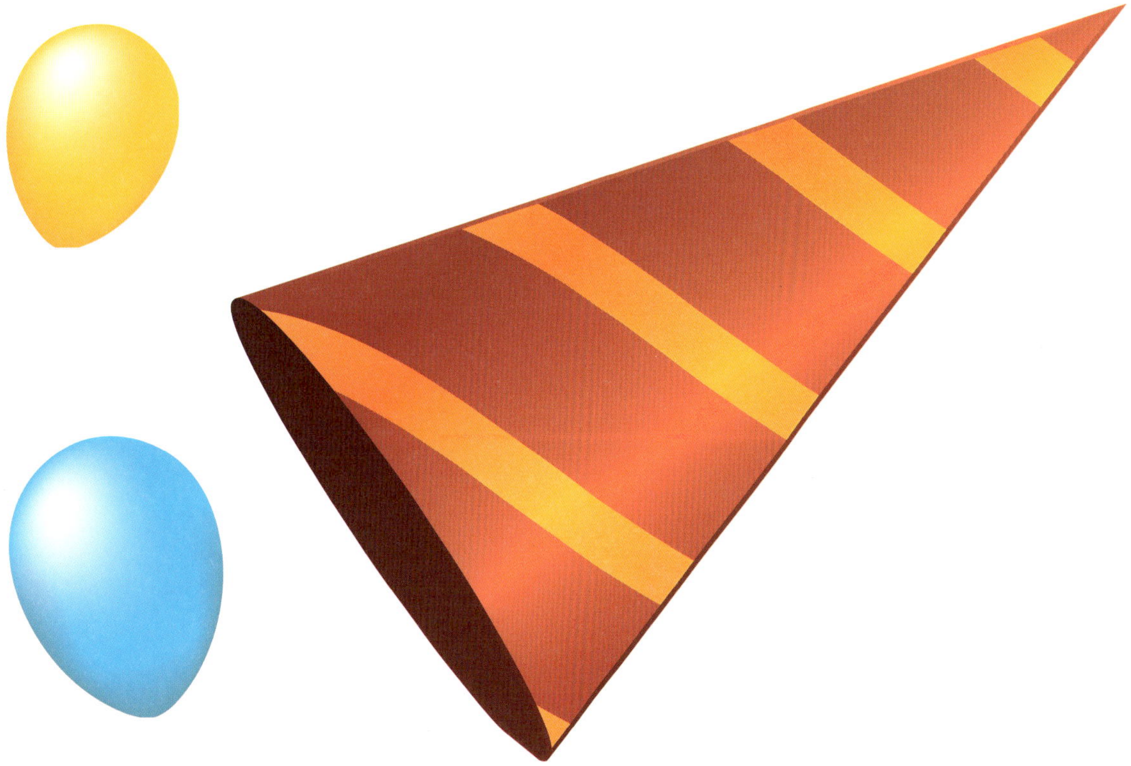

75

풀칠하는 곳

호박 가득 자전거

행운의 복주머니

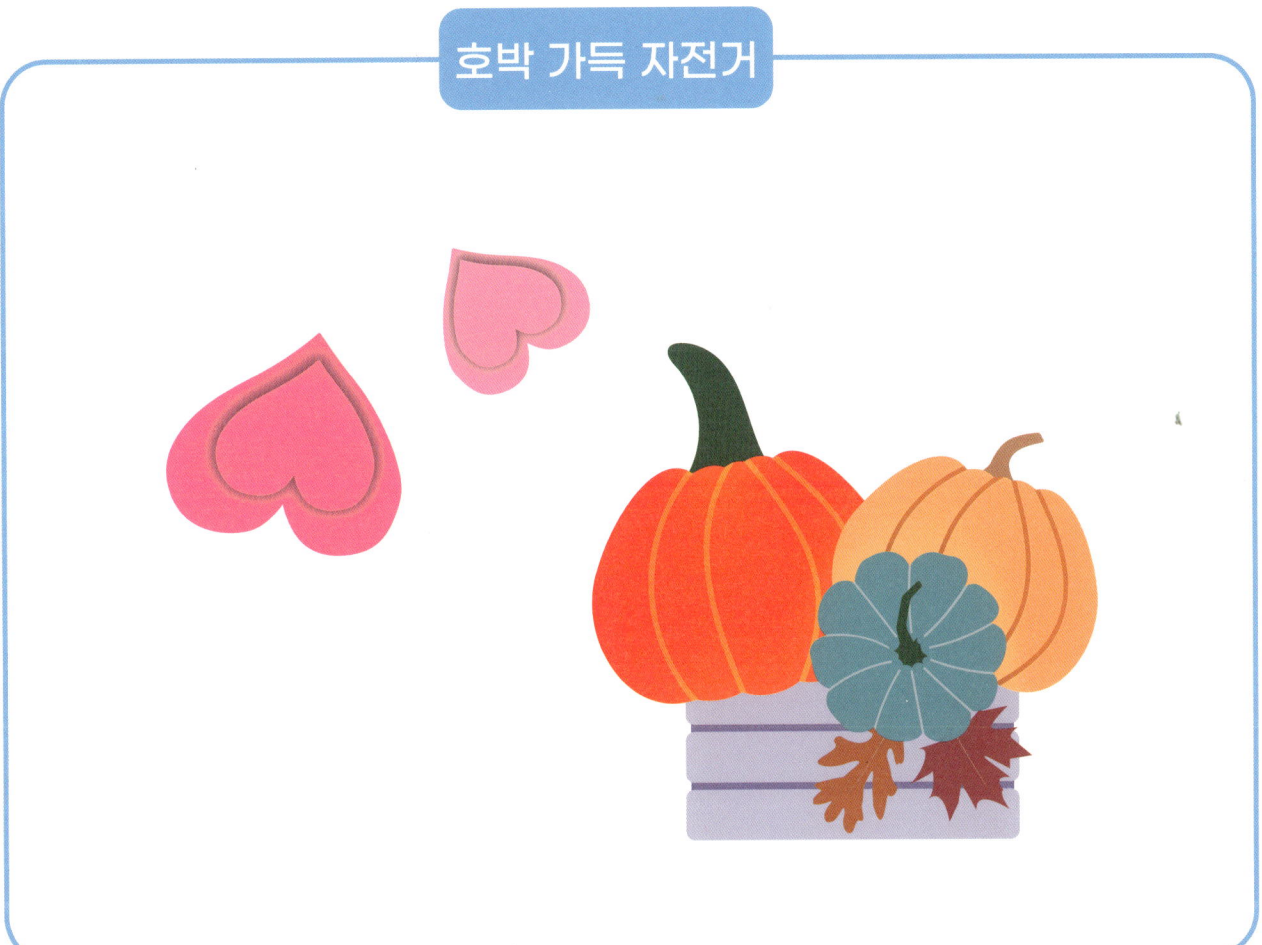

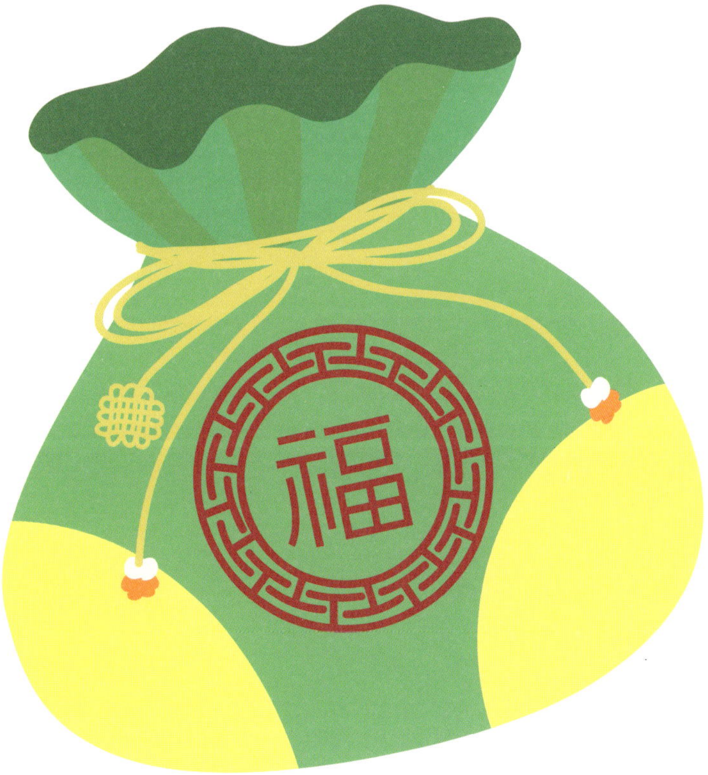

풀칠하는 곳